科学出版社成人学历教育课程改革"十三五"规划教材

人体解剖学

主　编　李　健　李　鑫
副主编　米永杰　张　晓　王绪伦
编　委　（按姓氏汉语拼音排序）
　　　　毕文杰　李　健　李　鑫　李　秀
　　　　卢　辰　米永杰　聂　政　石　钊
　　　　王绪伦　肖　莉　张　晓

科学出版社
北　京

·版权所有　侵权必究·

举报电话：010-64030229；010-64034315；13501151303（打假办）

内　容　简　介

本教材是科学出版社成人学历教育课程改革"十三五"规划教材，共19章，按运动系统、内脏学、脉管系统、感觉器、神经系统和内分泌系统的顺序进行编写，系统介绍了人体各系统的组成，各主要器官的位置、形态、结构、毗邻关系。在编写上结合成人教育的特点和要求，采取总结性与叙述性相结合的方式，适当增加了总结性图表，力争做到条理清晰，提纲挈领，图文并茂，利于学生理解和记忆。每章附有"目的要求"、"临床案例"、"学习思考"，便于学生理解和掌握重点内容以及复习检测学习效果。

本教材可供高等医学院校成人教育临床医学、医学影像学、护理学、药学、检验等专业的本科和专科学生使用。

图书在版编目（CIP）数据

人体解剖学/李健，李鑫主编. —北京：科学出版社，2016.1
科学出版社成人学历教育课程改革"十三五"规划教材
ISBN 978-7-03-047150-5

Ⅰ．人… Ⅱ．①李… ②李… Ⅲ．人体解剖学-成人高等教育-教材 Ⅳ．R322

中国版本图书馆 CIP 数据核字（2016）第 008804 号

责任编辑：丁海燕 / 责任校对：胡小洁
责任印制：赵　博 / 封面设计：张佩战

版权所有，违者必究。未经本社许可，数字图书馆不得使用

科 学 出 版 社 出版
北京东黄城根北街 16 号
邮政编码：100717
http://www.sciencep.com

三河市骏杰印刷有限公司　印刷
科学出版社发行　各地新华书店经销

*

2016 年 1 月第 一 版　　开本：787×1092 1/16
2016 年 1 月第一次印刷　印张：11 3/4
字数：279 000

定价：35.00 元
（如有印装质量问题，我社负责调换）

前 言

《人体解剖学》是根据全国高等医学院校成人学历教育的要求，结合专升本学生实际情况而编写的。本教材按篇章编排，包括运动系统、内脏学、脉管系统、感觉器、神经系统和内分泌系统，各章节增加了总结性的图表和临床案例，使内容更加充实。为适应我国本、专科医学教学发展的需要，在编写上不仅着重强调基础理论、基本知识和基本技能；又注重科学性、先进性、启发性和适用性的结合，在保持知识结构系统性的前提下，紧密结合临床知识。本书内容具有如下特点：

1. 注重理论与实践相结合。该教材是针对具有一定临床经验的专科医学生编写的，它既不同于传统的本科生教材，也不是专科水平上的机械补充，在内容上体现了较强的理论性，又具有较强的实用性；既满足了学生对基础理论的需求，又紧密联系临床应用。每个章节增加了与本章内容联系紧密的临床案例，以培养学生用解剖学知识来解决临床问题的能力。

2. 突出重点。鉴于读者是经过中专、大专学习并取得医学专科学历的学生，为了使本书与专科教材相衔接，重点内容做了必要的重复。在编写过程中，采取总结性与叙述性相结合，适当增加总结性图表，力争做到条理清晰，提纲挈领，有助于学生的理解和记忆。

3. 图文并茂。本书采用大量实物图及彩图，实物图便于学生学习、辨认重点结构；彩图提高了学习的趣味性和观赏性，使解剖结构更加清晰。

本教材对象主要是医学院校成人教育的本科生和专科生，同时也可作为自学考试、医师职业资格考试及研究生入学考试复习或参考用书。由于编者水平及时间所限，书中难免有疏漏、不妥之处，望读者不吝指教。

编 者
2015 年 5 月

目录 Contents

◆ 绪论 1

第一篇 运动系统

◆ **第一章 骨学** 7
 第一节 总论 7
 第二节 躯干骨 9
 第三节 颅骨 12
 第四节 附肢骨 16

◆ **第二章 骨连结** 18
 第一节 总论 18
 第二节 中轴骨的连结 20
 第三节 附肢骨连结 22

◆ **第三章 肌学** 28
 第一节 总论 28
 第二节 头颈肌 30
 第三节 躯干肌 32
 第四节 四肢肌 34

第二篇 内脏学

◆ **第四章 总论** 41

◆ **第五章 消化系统** 44
 第一节 消化管 45
 第二节 消化腺 54

◆ **第六章 呼吸系统** 57
 第一节 呼吸道 58
 第二节 肺 62
 第三节 胸膜 64
 第四节 纵隔 66

- 第七章 泌尿系统 ... 67
- 第八章 生殖系统 ... 72
  - 第一节 男性生殖系统 ... 72
  - 第二节 女性生殖系统 ... 77
- 第九章 腹膜 ... 81

第三篇 脉管系统

- 第十章 心血管系统 ... 87
  - 第一节 总论 ... 87
  - 第二节 心 ... 89
  - 第三节 动脉 ... 93
  - 第四节 静脉 ... 98
- 第十一章 淋巴系统 ... 104
  - 第一节 淋巴管道 ... 105
  - 第二节 淋巴器官 ... 106
  - 第三节 人体各部的淋巴管和淋巴回流 ... 107

第四篇 感觉器

- 第十二章 视器 ... 115
- 第十三章 前庭蜗器 ... 120

第五篇 神经系统

- 第十四章 总论 ... 125
- 第十五章 中枢神经系统 ... 129
  - 第一节 脊髓 ... 129
  - 第二节 脑干 ... 134
  - 第三节 小脑、间脑 ... 139
  - 第四节 端脑 ... 143
- 第十六章 周围神经系统 ... 150
  - 第一节 脊神经 ... 150
  - 第二节 脑神经 ... 157
  - 第三节 内脏神经系统 ... 160
- 第十七章 神经系统的传导通路 ... 166
- 第十八章 脑和脊髓的被膜、血管和脑脊液循环 ... 172
- 第十九章 内分泌系统 ... 178

- 参考文献 ... 182

绪　　论

一、人体解剖学的定义及其在医学中的地位

人体解剖学 human anatomy 是研究正常人体形态结构的科学，属生物学科中形态学的范畴。它是医学科学中一门重要的基础课程，是医学生的必修课。学习人体解剖学的任务是让医学生了解、熟悉和掌握人体各器官系统的正常形态结构、位置毗邻、生长发育规律从而理解其功能意义，为学习其他基础医学和临床医学课程奠定坚实牢固的基础。只有在掌握了人体正常形态结构的基础上，才能理解人体的正常生理功能和疾病的发展过程，正确判断正常与异常，鉴别生理与病理状态，从而对疾病进行正确的诊断和治疗。

二、人体解剖学的分类

人体解剖学是一门比较古老的形态学科学，它凭借肉眼观察的方法，研究正常人体的形态结构。按研究方法和叙述的方式不同，其又可分为系统解剖学和局部解剖学。系统解剖学 systematic anatomy 是按人体功能系统来进行描述和研究的科学。局部解剖学 regional anatomy 是在系统解剖学的基础上按人体自然分区（头、颈、胸、腹、四肢等）由浅入深，逐层研究各部形态结构及相互位置关系的科学。

此外，由于研究角度和目的的不同，人体解剖学又可分为：密切联系外科手术的外科解剖学；运用X线摄影技术研究人体器官形态结构的X线解剖学；以分析研究运动器官形态，提高体育运动效率为目的的运动解剖学；研究人体各局部或器官的断面形态结构的断面解剖学等。

三、人体的组成和系统的划分

人体结构和功能最基本的单位是细胞。由许多形态相似、功能相近的细胞和细胞间质，按一定方式组成具有一定功能的结构，称为组织。人体有四种基本组织，即上皮组织、结缔组织、肌组织和神经组织。几种不同的组织结合成具有一定形态和功能的结构，称器官，如心、肺、肾和胃等。许多器官联合在一起完成一系列有共性的生理功能，构成系统。人体可分为运动系统、消化系统、呼吸系统、泌尿系统、生殖系统、脉管系统、感觉器、内分泌系统和神经系统九大系统。各系统在神经体液的支配和调节下，彼此联系，互相影响，实现各种复杂的生命活动，使人体成为一个完整、统一的有机体。

四、解剖学姿势和方位术语

为了正确地描述人体结构的形态、位置及其相互关系，便于应用和交流，必须制定公认的统一标准和描述用语。

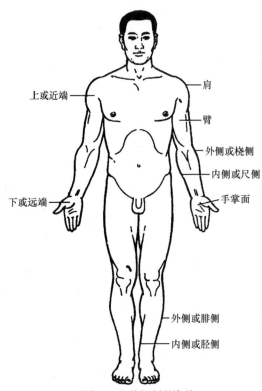

图绪-1 人体解剖学姿势

（一）解剖学姿势

解剖学姿势 anatomical position 是指身体直立、两眼平视正前方，两足并拢，足尖向前，双上肢下垂于躯干的两侧，掌心向前（图绪-1）。描述人体的任何结构时，均应以此姿势为标准，即使观察的客体、标本或模型是俯卧位、仰卧位、横位或倒置，或只是身体的一部分，仍应按人体的标准姿势进行描述。

（二）方位术语

方位术语主要用于描述人体各部分在解剖学姿势下的位置以及两结构间的相对关系。常用的解剖方位术语有：

1．上 superior 和下 inferior 是描述器官或结构距颅顶或足底的相对远近关系的术语。近颅者为上；近足者为下。

2．前 anterior 和后 posterior 是描述器官或结构距身体前面或后面距离相对远近的术语。近腹者为前，又称腹侧；近背者为后，又称背侧。

3．内侧 medial 和外侧 lateral 是描述器官或结构距人体正中矢状面相对远近关系的术语。近正中矢状面者为内侧；远离正中矢状面者为外侧。

4．内 internal 和外 external 是描述空腔器官相互位置关系的术语。近内腔者为内；远离内腔者为外。

5．浅 superficial 和深 profound 是描述与皮肤表面相对距离关系的术语。近皮肤者为浅；远离皮肤者为深。

6．近侧 proximal 和远侧 distal 在四肢距离肢体根部近的一端为近侧，远离肢体根部的一端为远侧。

7．桡侧 radial 和尺侧 ulnar 在前臂，桡骨位于前臂的外侧，尺骨位于前臂的内侧，因此前臂的外侧又称桡侧，其内侧又称尺侧。

8．腓侧 fibular 和胫侧 tibial 在小腿，腓骨位于小腿的外侧，胫骨位于小腿的内侧，因此小腿的外侧又称腓侧，其内侧又称胫侧。

（三）人体的轴和面

轴和面是描述人体器官形态，尤其是叙述关节运动时常用的术语（图绪-2）。

1. 轴

（1）垂直轴：为上下方与身体长轴平行的轴。

（2）矢状轴：为前后方向与人体长轴相垂直的轴。

（3）冠状轴：为左右方向与人体长轴相垂直的轴。

2. 面

（1）水平面 horizontal plane：与地面平行的平面，将人体分为上、下两部。

（2）冠状面 coronal plane：又称额状面，通过冠状轴作的与水平面垂直的平面，此面将人体分为前后两部。

（3）矢状面 sagittal plane：通过矢状轴作的与水平面垂直的平面，此面将人体分为左右两部。通过人体正中的矢状面为正中矢状面，此面将人体分为左右相等的两半。

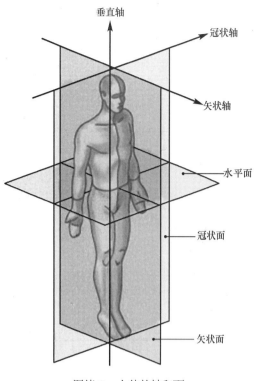

图绪-2　人体的轴和面

器官切面的描述一般以其器官本身的长轴为准，即沿其长轴所作的切面称纵切面，与其长轴垂直的切面称横切面。

五、人体器官的变异、异常和畸形

根据中国人体质调查资料，通常把统计学上占优势的结构称之为正常 normal。有些人某些器官的形态、构造、位置、大小等与正常形态不完全相同，但与正常值比较接近，相差不明显，又不影响其正常生理功能者，称之为变异 variation。若超出一定变异范围，统计学上出现率极低，甚至影响其正常生理功能者，就称为异常 abnormal 或畸形 malformation。

（李　鑫　张　晓）

第一篇 运动系统

运动系统 locomotor system 由骨、骨连结和骨骼肌三部分构成，占成人体重的 60%~70%。全身各骨借骨连结组成骨骼 skeleton，形成人体的支架，对人体起着运动、支持和保护等作用。骨骼肌 skeletal muscle 附着于骨，并跨过一个或多个关节，收缩时牵动骨，通过骨连结产生运动。在运动中，骨起杠杆作用，骨连结为运动的枢纽，而骨骼肌则为运动的动力器官。

第一章 骨 学

目的要求

掌握：骨的分类、形态、构造。躯干骨的组成，颅骨的组成，脑颅和面颅各骨的名称、位置。鼻窦的位置，新生儿颅的特征。四肢骨的组成及基本形态。

熟悉：骨的化学成分和物理性质，全身骨的重要体表标志。

了解：骨的发生和发育。

临床案例

案例 1-1

患者，女，65 岁。自诉于 6 小时前不慎摔倒，左髋部着地，当时即感左髋部肿痛，不能活动。专科检查：左髋部肿胀不明显，左下肢出现外旋畸形。左髋部及腹股沟区压痛，活动左髋可闻及骨擦音，存在反常活动，左髋关节活动受限。左下肢肌力约 0 级，感觉迟钝。

问题思考：

试用解剖学知识解释患者出现的体征。

第一节 总 论

成人有 206 块骨，按部位可分为颅骨 29 块（包括听小骨头 6 块），躯干骨 51 块，上肢骨 64 块和下肢骨 62 块（图 1-1）。骨的主要功能是保护重要器官、支持身体以及在运动中起杠杆作用。此外骨还参与钙、磷代谢，骨髓具有造血功能。

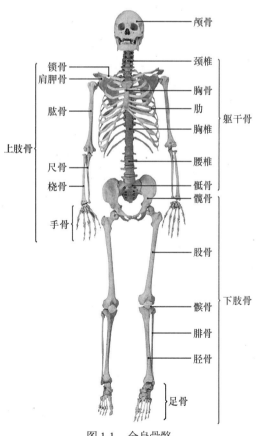

图 1-1 全身骨骼

一、骨的分类

骨的分类及分布见表1-1。

二、骨的构造

骨由骨质、骨髓和骨膜构成（图1-2）。

表1-1 骨的分类

分类依据	分类与分布	
根据形态	长骨	分布于四肢，如股骨、掌骨等
	短骨	分布于连结牢固且较灵活的部位，如跗骨
	扁骨	主要构成颅腔、胸腔和盆腔的壁
	不规则骨	椎骨、上颌骨
根据发生	膜化骨	如颅盖骨、面颅骨
	软骨化骨	如长骨、短骨

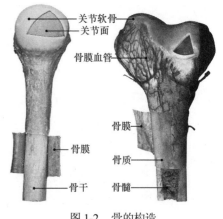

图1-2 骨的构造

（一）骨质

骨质 bone substance 由骨组织构成，按结构分为骨密质和骨松质。

1．骨密质 compact bone 质地致密，耐压性强，配布于骨的表面。

2．骨松质 spongy bone 呈海绵状，主要分布在长骨两端和短骨、扁骨内，由相互交错排列的骨小梁构成。

（二）骨髓

骨髓 bone marrow 为柔软而富有血管的组织，填充于骨髓腔和骨松质的间隙内，分为红骨髓和黄骨髓两种。

1．红骨髓 red bone marrow 呈红色，人体内的红细胞和大部分白细胞由此产生。因此，它是重要的造血组织。胎儿和幼儿的骨髓全是红骨髓，随着年龄的增长，在5~6岁以后，长骨骨髓腔内的红骨髓逐渐转化成黄骨髓。

2．黄骨髓 yellow bone marrow 含有大量的脂肪组织，已不具备造血功能。但当慢性失血时，可转化为红骨髓进行造血。

在长骨的两端、椎骨、胸骨等骨松质内的骨髓，终生为红骨髓。

（三）骨膜

骨膜 periosteum 除关节软骨外，新鲜骨的表面都覆有骨膜。骨膜由致密结缔组织构成，富含血管、神经和淋巴管，对骨的营养、再生、重建和修复有重要的作用。

三、骨的化学成分和物理特性

骨的化学成分由无机质和有机质组成。有机质主要由骨胶原蛋白和黏多糖蛋白组成，它使骨具有一定的弹性和韧性；无机质主要由钙、磷等盐类组成，它使骨具有硬度。成人骨的有机质含量约占 1/3；无机质含量约占 2/3。

第二节 躯 干 骨

成人躯干骨由 24 块椎骨、1 块骶骨、1 块尾骨、1 块胸骨和 12 对肋组成。

一、椎骨

幼儿时为 32~33 块，即颈椎 7 块、胸椎 12 块、腰椎 5 块、骶椎 5 块和尾椎 3~4 块。成年后 5 块骶椎融合成 1 块骶骨，3~4 块尾椎融合为 1 块尾骨，共计 24 块。

（一）椎骨的一般结构

椎骨为不规则骨，由椎体和椎弓构成（图 1-3）。

1. 椎体 vertebral body 为椎骨前部的短圆柱状结构，是承受体重的主要部分。其表面为一层薄的骨密质，内部为骨松质。

2. 椎弓 vertebral arch 是椎体后方的弓形骨板，与椎体围成椎孔 vertebral foramen，各椎骨的椎孔连接起来，构成椎管 vertebral canal，管中容纳脊髓。椎弓与椎体相接的部分较细，称椎弓根。椎弓根上、下缘各有一较浅的切迹，称椎上切迹、椎下切迹。相邻椎骨的椎上、下切迹围成椎间孔 intervertebral foramina。孔内有脊神经和血管通过。椎弓的后部称椎弓板。从椎弓板上发出 7 个突起：即椎弓正中向后的突起称棘突；向两侧的突起称横突；向上、下各发出 1 对上关节突和 1 对下关节突。

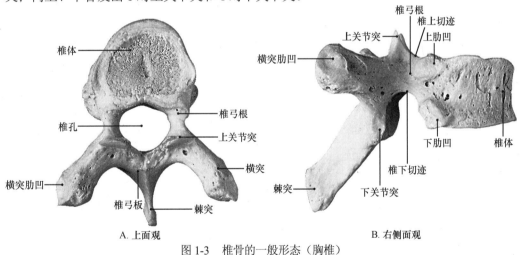

A. 上面观　　　　　　　　　B. 右侧面观

图 1-3　椎骨的一般形态（胸椎）

（二）各部椎骨的特征

1. 颈椎 cervical vertebrae 有 7 块，椎体较小，椎孔相对较大。横突上有横突孔，有椎动脉和椎静脉通过。棘突较短小且末端有分杈（图 1-4）。第 1 颈椎又称寰椎，呈环状，无椎体，由前弓、后弓和两边的侧块围成。第 2 颈椎又称枢椎，椎体上面有向上的齿突。第 7 颈椎又称隆椎，棘突长，末端呈结节状隆起，活体易于触及，常作为计数椎骨序数的体表标志。

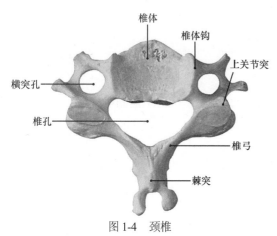

图 1-4 颈椎

2. 胸椎 thoracic vertebrae 有 12 块，椎体似心形，椎孔相对较小，由于胸椎两侧与肋骨相接，故椎体两侧的上、下和横突末端均有半圆形的小关节面，称肋凹。胸椎棘突较长且向后下倾斜，相邻棘突依次重叠呈叠瓦状（图 1-3）。

3. 腰椎 lumbar vertebrae 有 5 块。椎体肥厚，椎孔大。棘突宽扁呈板状，水平伸向后方，棘突之间的间隙较宽（图 1-5）。

4. 骶骨 sacrum 由 5 块骶椎融合而成，呈三角形，底向上，尖向下。骶骨分前、后面和两侧面。骶骨底前缘向前突出，称岬 promontory。两侧面均有耳状关节面，与髋骨的耳状面相对应。骶骨中央有纵贯全长的骶管，上通椎管，骶管下端有三角形开口，称骶管裂孔，裂孔两侧有向下的小突起，称骶角 sacral cornu。骶骨前面凹而光滑，后面凸而粗糙不平；前、后面各有 4 对孔，分别称为骶前孔和骶后孔，有脊神经前、后支及血管通过（图 1-6）。

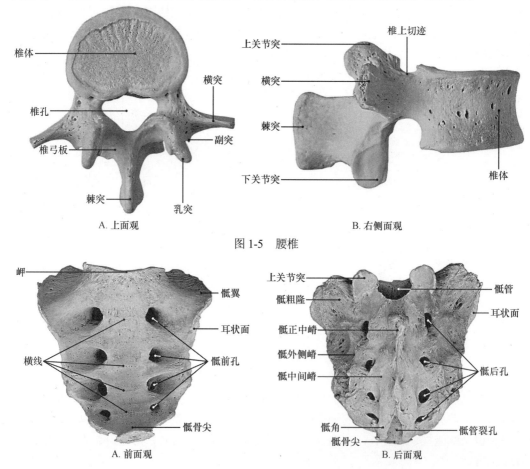

图 1-5 腰椎

图 1-6 骶骨

5. 尾骨 coccyx 由 3~4 块尾椎融合而成，上接骶骨，下端游离为尾骨尖（图1-7）。

二、胸骨

胸骨 sternum 属扁骨，位居胸前壁正中，自上而下分为胸骨柄、胸骨体和剑突三部分（图1-8）。胸骨柄宽短，其上缘正中凹陷，称颈静脉切迹 jugular notch，胸骨体呈长方形，两侧的肋切迹与第2~7肋相连结；剑突为一薄骨片，下端游离。

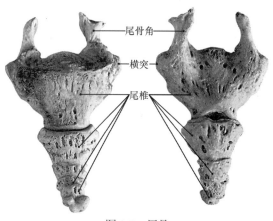

图1-7 尾骨

三、肋

肋 ribs（图1-9）由肋骨和肋软骨组成，共12对。

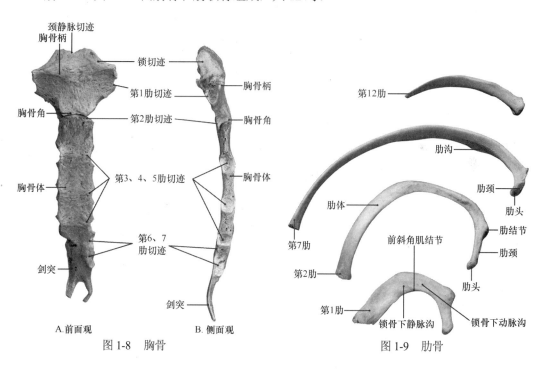

图1-8 胸骨　　　　图1-9 肋骨

肋骨为细长的弓形扁骨，分为体和前、后两端。后端膨大，称肋头，与相应胸椎的肋凹相关节。肋头外侧稍细称为肋颈。肋颈外侧稍隆起部为肋结节，与胸椎的横突肋凹相关节。肋体可分内、外两面和上、下两缘，内面近下缘处有肋沟，沟内有肋间血管和神经通过。

肋软骨位于各肋骨（除11、12肋）的前端，由透明软骨构成，终生不骨化。

第1~7对肋前端与胸骨连接，称真肋；第8~10对肋的肋软骨相互连接形成肋弓，并借肋弓与胸骨相连，称假肋；第11、12对肋前端游离于腹壁肌层内，称浮肋。

第三节　颅　　骨

颅骨分为脑颅骨和面颅骨，脑颅骨位于颅的后上方，围成颅腔容纳脑；面颅骨位于颅的前下方，形成面部的轮廓，并构成骨性眶、鼻腔和口腔。

一、脑颅骨

脑颅骨有8块，即前方突出的额骨 frontal bone，头顶两侧各有一块顶骨 parietal bone，后方突出的枕骨 occipital bone，两颞部各有一块颞骨 temporal bone，下方颅底中部有一块蝶骨及其前方的筛骨（图1-10，图1-11）。

1. 蝶骨 sphenoid bone　位于颅底中央，形似蝴蝶，可分为蝶骨体、大翼、小翼和翼突四部分，其中蝶骨体内有含气空腔，称蝶窦。

2. 颞骨 temporal bone　参与颅底和颅腔侧壁的构成，以外耳门为中心分为鳞部、鼓部和岩部三部分。

3. 筛骨 ethmoid bone　为骨质菲薄的含气骨。位于两眶之间，呈"巾"字形，分为筛板、垂直板和筛骨迷路三部分。筛板呈水平位。垂直板参与构成鼻中隔。筛骨迷路位于垂直板的两侧，内有许多小房，称筛窦。迷路内侧壁有上、下两个向下卷曲的骨片，称上鼻甲和中鼻甲。

二、面颅骨

面颅骨构成面部支架，容纳视觉、嗅觉和味觉器官，有15块：包括成对的上颌骨、鼻骨、泪骨、颧骨、下鼻甲和腭骨，不成对的犁骨、下颌骨和舌骨（图1-10，图1-11）。

1. 下颌骨 mandible　呈马蹄铁形，分中部的下颌体和两侧的下颌支。体的上缘为牙槽弓，前外侧面有一对颏孔。下颌支为长方形骨板，支上有两个突起，前方的为冠突，后方的为髁突，髁突的上端膨大称下颌头，头的下方较细，称下颌颈。下颌支内侧面中央有下颌孔，此孔有下牙槽血管和神经通过。再经下颌管通颏孔。下颌体下缘与下颌支相交处为下颌角，在体表可以触及。

2. 舌骨 hyoid bone　位于下颌骨后下方，呈"U"形，其中部较宽的部分称舌骨体，由体向后外伸出的长

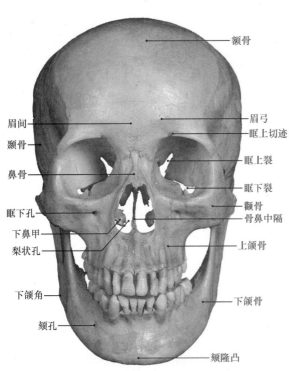

图1-10　颅前面观

突为大角，向上后伸出的短小突起为小角。

三、颅的整体观

（一）颅的顶面观

颅的顶面呈卵圆形，前窄后宽，光滑隆凸。颅顶有三条缝，位于额骨与顶骨之间的称冠状缝；两顶骨之间称矢状缝；两顶骨与枕骨之间的称人字缝。

（二）颅的前面观

颅的前面由上至下分为眶、骨性鼻腔和骨性口腔（图 1-10）。

1. 眶 orbit 容纳眼球及其附属结构，呈锥体形，尖向后内方，

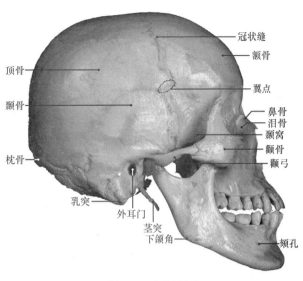

图 1-11 颅侧面观

经视神经管通入颅腔。前方的眶底称眶口，口的上、下缘分别称眶上缘和眶下缘。眶上缘的中、内 1/3 交界处有眶上切迹（或眶上孔），眶下缘中点的下方有眶下孔，均有血管和神经通过。眶有四个壁：眶的上壁为颅前窝的底，其前外侧有泪腺窝；眶的下壁是上颌窦的顶，其骨面上有沟称眶下沟，向前移行为眶下管，通眶下孔；眶的内侧壁前下部有泪囊窝，向下延伸为鼻泪管，通鼻腔；眶外侧壁上部有泪腺窝，后半上、下各有眶上裂和眶下裂。

2. 骨性鼻腔 bony nasal cavity（图 1-12） 位于面颅中央，由骨鼻中隔分为左、右两部分。骨鼻中隔由筛骨垂直板和犁骨构成。鼻腔前方的开口称梨状孔，后方的开口为鼻后孔。鼻腔的顶主要由筛骨的筛板构成。外侧壁结构由上而下有 3 个向下卷曲的骨片，依次称上鼻甲、中鼻甲和下鼻甲。各鼻甲下方都有相应的凹陷，分别称上鼻道、中鼻道和下鼻道。鼻道内有鼻泪管和鼻窦的开口。上鼻甲的后上方与蝶骨体之间的浅窝称蝶筛隐窝。

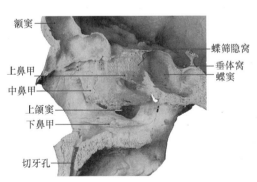

图 1-12 鼻腔外侧壁

3. 鼻窦 paranasal sinuses 是上颌骨、额骨、筛骨及蝶骨内含气的骨腔，位于鼻腔周围并开口于鼻腔。额窦 frontal sinus 位于眉弓深面，左、右各一，窦口向后下，开口于中鼻道。筛窦 ethmoidal sinus 是筛骨迷路内蜂窝状小房的总称，分为前、中、后 3 群。前、中群开口于中鼻道，后群开口于上鼻道。蝶窦 sphenoidal sinus 位于蝶骨体内，被骨板分割成左、右两腔，多不对称，向前开口于蝶筛隐窝。上颌窦 maxillary sinus 最大，位于上颌骨体内。上颌窦的形状基本上与上颌骨体一致，是鼻窦中最大的一对，可以分为一底、一尖及前、后、上、下四个壁。其底即上颌体的鼻面，与第 1、2 磨牙及第 2 前磨牙关系密切；尖深入

上颌骨的颧突；前壁为上颌体的前面，前壁的凹陷处称尖牙窝，骨质最薄；后壁即上颌体的颞下面，上壁为上颌体眶面，下壁为牙槽突。上颌窦开口在中鼻道。

（三）颅的侧面观

颅的侧面中部有外耳门，向内通外耳道，外耳门的前上方是颧弓 zygomatic arch，后方向下的突起称乳突 mastoid process，两者在体表可摸到，是重要的骨性标志。颧弓将颅外侧面分为上方的颞窝和下方的颞下窝。在颞窝的内侧壁，额、顶、颞、蝶四骨会合处构成"H"形的缝，该区域称翼点 pterion（图 1-11），此处骨质菲薄，内有脑膜中动脉前支通过，此处受暴力打击易骨折，骨折易损伤血管形成硬膜外血肿。

（四）颅底内面观

颅底内面自前向后呈阶梯状排列着 3 个窝（图 1-13）：①颅前窝 anterior cranial fossa，由额骨、筛骨和位于两者后方的蝶骨构成。其正中有一向上的突起称鸡冠，其两侧的水平骨板称筛板，筛板上的许多小孔称筛孔。②颅中窝 middle cranial fossa，由蝶骨和颞骨等构成。中央呈马鞍形的结构为蝶鞍，正中有一容纳垂体的垂体窝。窝前外侧有视神经管与眶交通，两侧由前向后依次是眶上裂、圆孔、卵圆孔和棘孔。③颅后窝 posterior cranial fossa，由枕骨和颞骨构成。中央有枕骨大孔，枕骨大孔前外侧缘上有舌下神经管。颅后窝的后壁中央有一隆起，称枕内隆凸，向两侧续为横窦沟，此沟向外移行于乙状窦沟，末端续于颈静脉孔。颅后窝前外侧壁有内耳门，通内耳道。

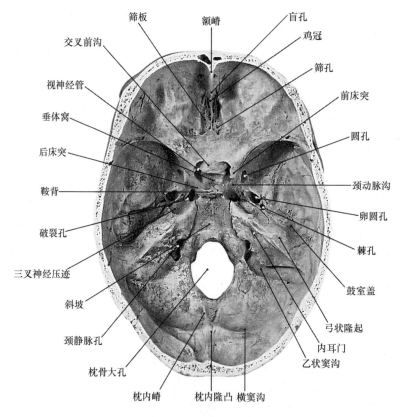

图 1-13　颅底内面观

（五）颅底外面观

颅底外面的前部有骨腭（图1-14），腭后有鼻后孔。后部正中有枕骨大孔，后上方有枕外隆凸 external occipital protuberance。枕骨大孔两侧有椭圆形的枕髁。枕髁的根部有舌下神经管外口，前外侧有颈静脉孔 jugular foramen，此孔的前方有颈动脉管外口。在乳突前内侧有一细长的突起称茎突，两者之间有茎乳孔。颧弓根部后方有下颌窝，窝前的突起，称关节结节。

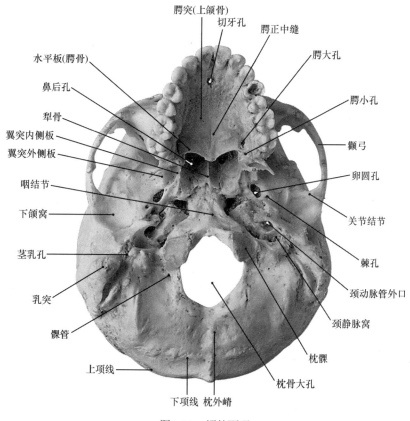

图1-14　颅外面观

四、新生儿颅骨的特征

新生儿面颅是脑颅的1/8，而成人的面颅是脑颅的1/4。新生儿颅有许多骨尚未完全发育，特别是颅顶各骨交接处，仍为结缔组织膜连接，这些交接处的间隙，称颅囟 cranial fontanelles（图1-15）。最大的囟位于矢状缝与冠状缝相接处，呈菱形，称前囟 anterior fontanelle。矢状缝与人字缝会合处有一囟，呈三角形，称后囟 posterior fontanelle。前囟一般在生后一岁半左右闭合，其余各囟都在生后2～3个月闭合。

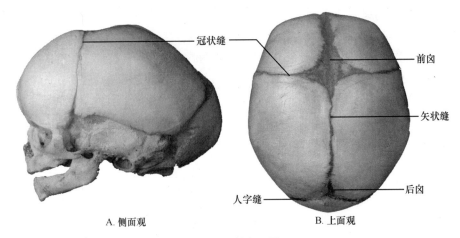

图1-15 新生儿颅

第四节 附 肢 骨

附肢骨包括上肢骨和下肢骨。上、下肢骨分别由肢带骨和自由肢骨组成。

一、上肢骨

上肢骨分为上肢带骨和自由上肢骨，详见表1-2。

表1-2 上肢骨的组成及主要结构

骨			结构
上肢带骨	锁骨		内侧端为胸骨端，外侧端为肩峰端；内侧2/3凸向前，外侧1/3凸向后
	肩胛骨		介于第2~7肋间。分为两面、三缘、三角。上角平对第2肋，下角平对第7肋或第7肋间隙
自由上肢骨	肱骨		上端肱骨头与肩胛骨的关节盂形成肩关节，外科颈较易发生骨折。三角肌粗隆，为三角肌附着处。桡神经沟为桡神经和肱深动脉经过处，肱骨中部骨折可能伤及桡神经。内上髁后方有尺神经沟，尺神经由此经过
	桡骨		位于前臂外侧，主要结构有桡骨头、桡骨颈、桡骨粗隆、桡骨茎突、尺切迹
	尺骨		位于前臂内侧，主要结构有滑车切迹、冠突、鹰嘴、桡切迹、尺骨头、尺骨茎突
	手骨	腕骨	8块，排列成两列，桡侧向尺侧为：舟、月、三角、豆；大、小、头状、钩
		掌骨	5块，桡侧向尺侧分别称第1~5掌骨
		指骨	14块，拇指2节，分别为近节指骨和远节指骨，其余各指为3节，分别为近节、中节和远节指骨

二、下肢骨

下肢骨包括下肢带骨和自由下肢骨，详见表1-3。

表 1-3　下肢骨的组成及主要结构

骨		结构
下肢带骨	髂骨	分为髂骨体和髂骨翼，主要结构有髂嵴、髂前上棘、髂后上棘、髂结节、髂窝、弓状线
	坐骨	分为坐骨体和坐骨支，主要结构有坐骨结节、坐骨棘、坐骨大切迹、坐骨小切迹
	耻骨	分为耻骨体和耻骨上、下支，主要结构有耻骨梳、耻骨结节
自由下肢骨	股骨	分一体两端，主要结构有股骨头、股骨颈、股骨体、股骨大转子、股骨小转子、臀肌粗隆、内侧髁和外侧髁、内上髁与外上髁
	髌骨	人体最大的籽骨，与股骨髌面相关节
	胫骨	位于小腿内侧，主要结构有内侧髁、外侧髁、髁间隆起、胫骨粗隆、内踝、腓切迹
	腓骨	位于小腿外侧，主要结构有腓骨头、腓骨颈、外踝
	足骨 跗骨	7 块，后列为距骨和跟骨，中列为足舟骨，前列为内侧楔骨、中间楔骨、外侧楔骨和骰骨
	跖骨	5 块，由内向外侧分别为第 1～5 跖骨
	趾骨	14 块，其形态、命名均与指骨相同

学习思考

1. 简述骨的构造。
2. 鼻窦包括哪些？简述其位置、开口。
3. 全身有哪些重要的体表骨性标志？

（聂　政）

第二章 骨连结

目的要求

掌握：关节的基本结构。脊柱连结韧带的名称和位置，椎间盘的结构特点。颞下颌关节的组成及结构特点。肩关节、肘关节、桡腕关节、髋关节、膝关节、踝关节的组成、结构特点及运动方式。骨盆的组成，大、小骨盆的概念。

熟悉：胸廓的组成、形态和运动。

了解：直接连结的形式。

临床案例

案例 2-1

患者，女，33 岁。在搬东西时用力过猛腰扭伤，下腰部及右侧下肢疼痛，呈放射性，沿下腰部骶髂关节至股后小腿及足跟外侧。触诊：L_3、L_4、L_5 棘间，L_5、S_1 椎体右侧及 L_5 横突等处明显压痛。直腿抬高实验右 50°（＋），左（－），腱反射（－），腱反射减弱，股神经紧张试验（－），血常规（－），尿常规（－），心电图（－）。

问题思考：

根据所学解剖学知识，该患者诊断考虑是何疾病？

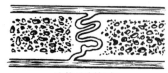
直接骨连结(缝)

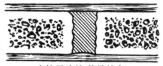
直接骨连结(软骨结合)

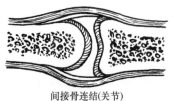
间接骨连结(关节)

图 2-1　骨连结的分类

第一节　总　论

骨与骨之间借纤维结缔组织、软骨或骨相连，构成骨连结。按骨连结的连结形式不同可分为直接连结和间接连结两类（图 2-1）。

一、直接连结

（一）纤维连结

纤维连结指两骨间借纤维结缔组织相连，常见有韧带和缝两种形式，如黄韧带和颅骨之间的骨缝。

（二）软骨连结

软骨连结指两骨间借软骨组织相连，如椎骨之间的椎间盘。

（三）骨性结合

骨性结合指两骨间借骨组织相连，如骶椎间的融合。

二、间接连结

间接连结又称关节 articulation 或滑膜关节 synovial joint，其特点是骨与骨之间借其周围的结缔组织囊相连，相连骨之间有腔隙，运动范围较大。

（一）关节的基本结构

关节包括关节面、关节囊和关节腔（图2-2）。

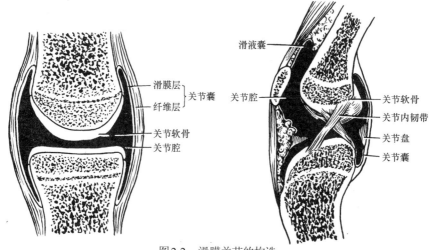

图2-2　滑膜关节的构造

1. 关节面 articular surface　是构成关节各骨的邻接面，通常为一凹一凸，凸面称关节头，凹面称关节窝。关节面有关节软骨覆盖，表面光滑，具有弹性，有减少摩擦和缓冲震荡的作用。

2. 关节囊 articular capsule　为结缔组织囊，附着于关节面周缘的骨面上，可分为外层和内层。外层为纤维膜，厚而坚韧；内层为滑膜层，薄而柔软，衬贴于纤维层内面，并附于关节软骨周缘，能产生滑液，润滑关节腔和营养关节软骨。

3. 关节腔 articular cavity　是关节囊滑膜层与关节软骨之间围成的密闭腔隙，内含少量滑液，可减少运动时关节面之间的摩擦。腔内为负压，对维持关节的稳定性起一定的作用。

（二）关节的辅助结构

1. 韧带 ligament　由致密结缔组织构成，根据其与关节囊的关系分为囊内韧带和囊外韧带，可加强关节的稳定性和限制关节的运动幅度。

2. 关节盘 articular disc　是位于两关节面之间的纤维软骨板，其周缘附着于关节囊。关节盘使两骨关节面更加相互适应，增加了关节的稳固性和灵活性。此外关节盘有一定弹性，具有缓冲作用。

3. 关节唇 articular labrum　是附着于关节窝周缘的纤维软骨环，具有加深关节窝、增加接触面积和稳固关节的作用。

（三）关节的运动

1. 屈 flexion 和伸 extension 是关节沿冠状轴进行的运动。一般两骨之间的角度变小为屈；反之为伸。

2. 内收 adduction 和外展 abduction 是关节沿矢状轴进行的运动，运动时骨向正中矢状面靠近称内收；反之为展。

3. 旋内 medial rotation 和旋外 lateral rotation 是关节绕垂直轴进行的运动，运动时，骨的前面转向内侧为旋内；反之为旋外。在前臂，将手掌向内旋转的运动为旋前 pronation，向外旋转则为旋后 supination。

（四）环转

环转 circumduction 是屈、外展、伸和内收依次连续的运动。

第二节 中轴骨的连结

一、躯干骨的连结

躯干骨的连结包括椎骨的连结、肋与胸骨的连结。所有椎骨互相连接构成脊柱，胸椎、肋及胸骨相连结形成胸廓。

（一）脊柱

成人脊柱由 24 块椎骨、1 块骶骨和 1 块尾骨通过骨连结构成，其中央的椎管容纳脊髓。椎骨间的连结分为椎体间的连结和椎弓间的连结。

1. 椎体间的连结

（1）椎间盘 intervertebral disc：是连结于相邻两椎体之间的纤维软骨盘，由中央的髓核和周围的纤维环组成（图2-3）。髓核位于盘的中央稍偏后，是柔软富有弹性的胶状物质；纤维环是围绕髓核的多层纤维软骨环，坚韧而有弹性。椎间盘可承受压力，吸收震荡，减缓冲击，保护脑组织。

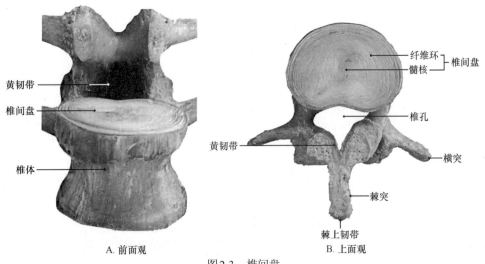

图2-3 椎间盘

（2）前纵韧带：为紧贴于全部椎体和椎间盘前面的纵行韧带，可限制脊柱过度后伸（图2-4）。

（3）后纵韧带：为紧贴于全部椎体和椎间盘后面的纵行韧带，可限制脊柱过度前屈。

2. 椎弓间的连结 黄韧带 flava 连结相邻两椎弓板，由弹性纤维构成，参与围成椎管后壁；棘上韧带，为连结相邻各棘突尖的纵行韧带；棘间韧带 interspinal ligament 为连结相邻各棘突之间的短韧带。以上三种韧带有限制脊柱过度前屈的作用。

（二）脊柱的整体观

1. 脊柱前面观 椎体自上而下逐渐增大，这种变化与脊柱承受重力的变化密切相关（图2-5）。

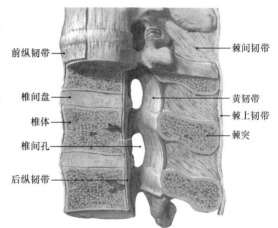

图2-4 椎骨间的连结（腰椎侧面）

2. 脊柱后面观 所有椎骨的棘突连贯成纵嵴。颈椎棘突短而分杈；胸椎棘突长而倾向后下方，呈叠瓦状，棘突间隙较窄；腰椎棘突呈板状，水平伸向后，棘突间隙较宽。

3. 脊柱侧面观 可见4个生理性弯曲，其中颈曲和腰曲凸向前，胸曲和骶曲凸向后。脊柱的弯曲使脊柱具有弹性，对步行或跳跃中所产生的震动起缓冲作用，并有利于维持身体平衡。

二、胸廓

胸廓 thorax 由12个胸椎、12对肋和1个胸骨及它们之间的骨连结构成（图2-6）。

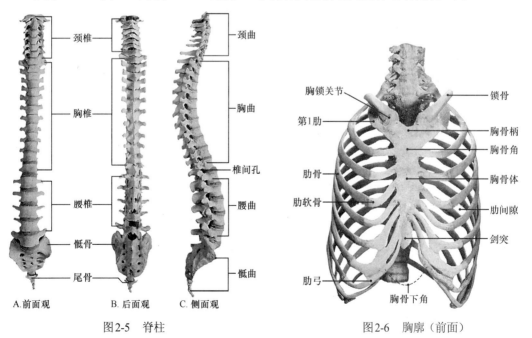

图2-5 脊柱　　　　　　　图2-6 胸廓（前面）

成人胸廓呈前后略扁的圆锥形，有上、下两口。胸廓上口较小，由第1胸椎、第1肋和胸骨柄上缘围成，是颈部与胸部之间的通道。胸廓下口较大，由第12胸椎、第12肋、第11肋、肋弓及剑突围成。两侧肋弓在中线相交形成的向下开放的角，称胸骨下角。相邻两肋之间的间隙称肋间隙。

胸廓除有支持和保护胸、腹腔脏器的功能外，主要参与呼吸运动。吸气时，在肌肉的作用下，肋的前部抬高，伴以胸骨上升，从而加大了胸廓的前后径；肋上提时，肋体向外扩展，加大胸廓的横径，使胸廓容积增大。呼气时，在重力和肌肉作用下，胸廓作相反的运动，使胸腔容积减小。

三、颅骨的连结

各颅骨之间多借缝、软骨或骨性结合相连结，连结极为牢固，唯有下颌骨借颞下颌关节与颞骨相连。

颞下颌关节 temporomandibular joint（图2-7）又称下颌关节，由颞骨的下颌窝及关节结节与下颌骨下颌头构成。关节囊松弛，外侧有韧带加强。囊内有关节盘，将关节腔分割成上、下两部分。颞下颌关节属联合运动，可使下颌骨作上提、下降和前、后、侧方运动。关节囊的前部较薄弱，若张口过大时，下颌头可能滑至关节结节的前方，造成下颌关节脱位。

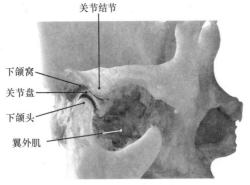

图2-7　颞下颌关节

第三节　附肢骨连结

一、上肢骨的连结

上肢骨的连结包括上肢带骨的连结和自由上肢骨的连结。

（一）上肢带骨连结

上肢带骨连结包括胸锁关节和肩锁关节，它们均属微动关节，主要起支持和连接作用。

1. 胸锁关节　由胸骨的锁切迹与锁骨的胸切迹构成，是上肢骨与躯干骨之间连接唯一的骨连结。关节囊坚韧，并有韧带加强。

2. 肩锁关节　由肩胛骨的肩峰与锁骨的肩峰端构成。在锁骨与肩胛骨喙突之间有喙锁韧带，它能防止肩胛骨的内移及限制其下降，是稳定肩锁关节的重要结构。

（二）自由上肢骨的连结

1. 肩关节 shoulder joint　由肱骨头和肩胛骨的关节盂构成（图2-8）。关节盂小而浅，其周缘有软骨性的盂唇加深关节窝，肱骨头大而圆。肩关节囊薄而松弛，分别附着于关节盂的周缘和肱骨解剖颈，其前部、上部和后部有韧带和肌腱加强，下部较薄弱，故肩关节脱位常向下方。肩关节是全身最灵活的关节，可作屈、伸、内收、外展、旋内、旋外及环转运动。

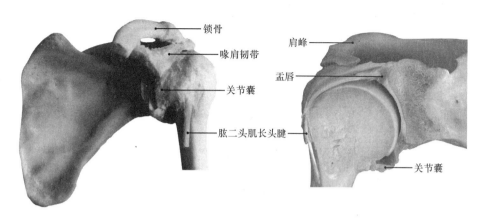

图2-8 肩关节

2. 肘关节 elbow joint 由肱骨下端和桡、尺骨上端组成,包括3个关节,即肱尺关节、肱桡关节和桡尺近侧关节(图2-9)。

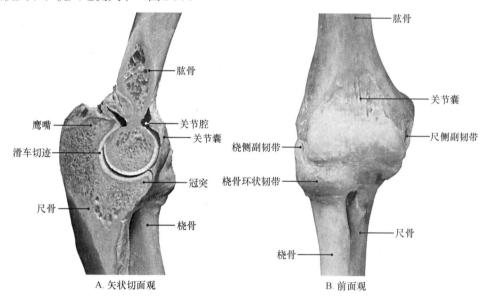

A. 矢状切面观　　　　　　B. 前面观

图2-9 肘关节

(1) 肱尺关节 humeroulnar joint:由肱骨滑车和尺骨的滑车切迹构成。
(2) 肱桡关节 humeroradial joint:由肱骨小头和桡骨头关节凹构成。
(3) 桡尺近侧关节 proximal radioulnar joint:由桡骨头的环状关节面和尺骨的桡切迹构成。

上述3个关节包在一个关节囊内。囊的前、后壁薄而松弛。内、外侧壁有尺侧副韧带和桡侧副韧带加强,桡骨环状关节面的周围有桡骨环状韧带,包绕桡骨头,防止桡骨头脱位。肘关节的运动以肱尺关节为主,可作屈、伸运动。在幼儿,由于桡骨头未发育完全,环状韧带松弛,在肘关节伸直位猛力牵拉幼儿的前臂时,桡骨头可部分从下方脱出,造成桡骨头半脱位。

3. 前臂骨连结 前臂桡、尺骨借桡尺近侧关节、桡尺远侧关节和前臂骨间膜相连

（图2-10）。联合运动时，可使前臂旋前和旋后。

4. 手骨的连结

（1）桡腕关节：又称腕关节 wrist joint，由桡骨的腕关节面和尺骨下端的关节盘构成关节窝，手舟骨、月骨和三角骨共同组成关节头而构成（图2-11）。关节囊松弛，四周有韧带加强。可作屈、伸、内收、外展和环转运动。

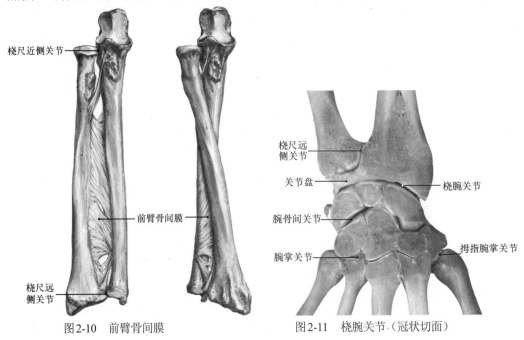

图2-10　前臂骨间膜　　　　图2-11　桡腕关节（冠状切面）

（2）腕骨间关节：为腕骨互相之间的连结，属微动关节。

（3）腕掌关节：由远侧列腕骨与5个掌骨底构成。活动度较小。其中拇指腕掌关节最为重要，它由大多角骨和第1掌骨底构成。关节囊宽大松弛，可作屈、伸、内收、外展和对掌运动。

（4）掌指关节：由掌骨头与近节指骨底构成，可作屈、伸、内收和外展运动。手指收、展运动以中指的中轴为准。

（5）指间关节：由相邻指骨底和头构成。关节囊松弛，只能作屈、伸运动。

二、下肢骨的连结

下肢骨的连结包括下肢带骨的连结和自由下肢骨的连结。

（一）下肢带骨连结

1. 骶髂关节　由骶骨与髂骨的耳状面构成。两关节面对合紧密，关节囊紧张，周围有韧带加强。

2. 耻骨联合　由左、右耻骨联合面借耻骨间盘连结而成（图2-12）。女性的耻骨间盘较厚，其内有一矢状裂隙，在分娩时可有轻度分离。

3. 骨盆　由左、右髋骨与骶骨、尾骨连结而成（图2-12）。骨盆被骶骨岬、弓状线、

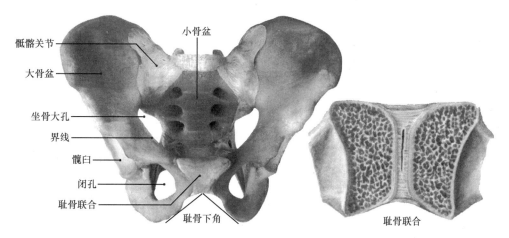

图2-12 骨盆和耻骨联合

耻骨梳、耻骨嵴和耻骨联合上缘所围成的界线分为大骨盆和小骨盆。大骨盆在界线以上，由第5腰椎和两侧的髂骨翼构成，参与腹腔的围成。小骨盆是界线以下的部分，有上、下两口。骨盆上口即界线，骨盆下口由尾骨、骶结节韧带、坐骨结节、坐骨支、耻骨下支和耻骨联合下缘围成。两侧耻骨下支和坐骨支在耻骨联合下方连成耻骨弓，所形成的夹角称耻骨下角。

4. 骨盆的固有韧带连结 主要有两条韧带，即骶结节韧带和骶棘韧带（图2-13）。骶结节韧带位于骨盆后面，呈扇形连于骶骨和坐骨结节之间。骶棘韧带位于骶结节韧带的前方，连于骶骨和坐骨棘之间。骶结节韧带与骶棘韧带将坐骨大、小切迹围成坐骨大孔和坐骨小孔，孔内有肌肉、血管和神经等通过。

（二）自由下肢骨的连结

1. 髋关节 hip joint 由髋臼与股骨头构成（图2-14）。髋臼深，周缘附有髋臼唇以增加关节窝的深度。髋关节囊厚而坚韧，股骨颈的前面全部包在囊内，后面仅包裹股骨颈

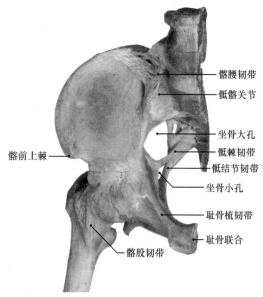

图2-13 骨盆的韧带（前面）

的内侧2/3。因此，股骨颈骨折有囊内骨折、囊外骨折和混合性骨折之分。关节囊周围有韧带加强，其中以前方的髂股韧带最为强厚。囊后下部相对薄弱，故髋关节多发生后下方脱位。关节囊内有股骨头韧带，内有股骨头的营养血管。

髋关节可作屈、伸、收、展、旋内、旋外和环转运动。由于髋关节关节窝较深，关节囊坚韧紧张，并受多条韧带限制，其运动幅度较肩关节为小。

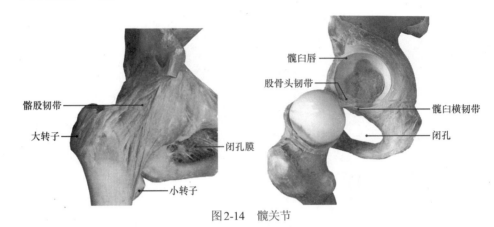

图2-14 髋关节

2. 膝关节 knee joint 由股骨下端、胫骨上端和髌骨构成，是人体最大、最复杂的关节。膝关节囊薄而松弛，其前方有股四头肌肌腱形成的髌韧带加强，两侧分别有腓侧副韧带和胫侧副韧带加强（图2-15）。囊内有前、后交叉韧带，将股骨与胫骨牢固相连，前交叉韧带可防止胫骨前移位，后交叉韧带可防止胫骨后移位。

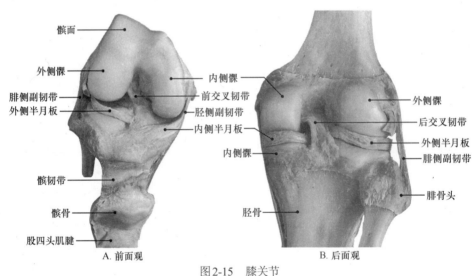

图2-15 膝关节

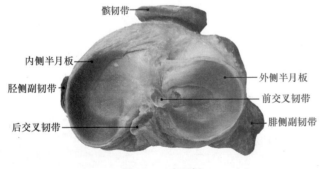

图2-16 半月板

在股骨与胫骨的关节面之间垫有两块半月板 menisci。内侧半月板呈 C 形，外侧半月板近似 O 形（图2-16）。半月板上面凹陷，下面平坦，外缘厚，内缘薄。半月板不仅增强关节窝的深度，而且在跳跃和剧烈活动时还可起缓冲作用。膝关节的运动主要是屈和伸，在半屈位时，还可作轻微的旋转运动。

3. 胫腓骨的连结 胫腓骨连结紧密，其上端构成微动的胫腓关节，中部有小腿骨间膜相连，下端借韧带相连。故胫腓骨之间几乎不能作任何运动。

4. 足骨的连结 包括距小腿关节、跗骨间关节、跗跖关节、跖骨间关节、跖趾关节和足趾间关节（图2-17）。

（1）距小腿关节 talocrural joint：又称踝关节 ankle joint，由胫、腓两骨的下端与距骨滑车构成。关节囊前、后部松弛，两侧有韧带加强，内侧韧带较坚固（或称三角韧带），外侧韧带较薄弱。足过度内翻可致外侧韧带损伤。踝关节能作屈、伸运动，足尖向上称背屈（伸），足尖向下称跖屈（屈）。

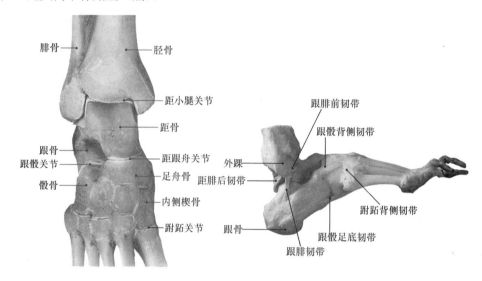

图2-17 足关节

（2）跗跖关节、跖骨间关节：属微动关节，跗骨间关节运动时可足内翻和外翻。跖趾关节可作轻微的屈、伸和收、展运动。趾骨间关节可作屈、伸运动。

学习思考

1. 简述滑膜关节的构造。
2. 简述肩关节、髋关节、膝关节的组成、结构特点及运动形式。

（聂 政）

第三章 肌　学

目的要求

掌握：肌的构造和形态，全身肌的分群、分层、名称及主要功能，全身常用肌性标志。
熟悉：肌的分类、起止及辅助结构。
了解：肌的命名原则。

临床案例

案例 3-1
患者，男，23 岁。右下腹疼痛，诊断为急性阑尾炎，拟行阑尾切除术。
问题思考：
阑尾炎手术切口的层次结构有哪些？

肌肉根据其结构与功能不同，可分为平滑肌、心肌和骨骼肌，本章主要介绍骨骼肌。骨骼肌 skeletal muscle 主要分布于头颈、躯干和四肢，附于骨骼，具有收缩迅速、有力，容易疲劳等特点。由于骨骼肌受人的意识支配，又称随意肌。骨骼肌数目众多，约 600 余块，占体重的 40% 左右，分布广泛。每块肌都具有一定的形态和构造，有丰富的血管和淋巴管，受一定的神经支配，完成特定的功能，所以每块肌都可视为一个器官。

第一节　总　论

一、肌的构造和形态

（一）肌的构造

每块骨骼肌由肌腹 muscle belly 和肌腱 tendon 两部分构成（图 3-1）。肌腹主要由肌纤维组成，色红而柔软，具有收缩性。肌腱主要由平行的胶原纤维束构成，色白，强韧，无收缩功能，位于肌腹的两端，具有力的传递的作用。扁肌的肌腱薄而宽阔，称腱膜。

（二）肌的形态

骨骼肌的形态多样，按其外形可分为长肌（多见于四肢）、短肌（多位于躯干深层）、阔肌（多见于胸腹壁）和轮匝肌（位于孔裂周围）。

第三章 肌 学

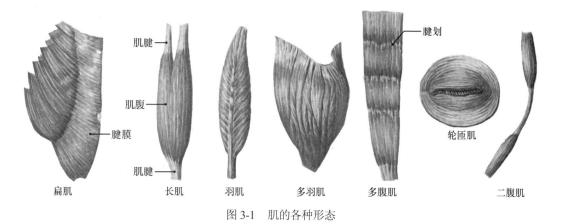

图 3-1 肌的各种形态

二、肌的起止和配布

（一）肌的起止点

肌附着于两块以上的骨，中间跨过一个或多个关节，收缩时牵动骨而产生运动。通常把靠近身体正中面或四肢根部的附着点看作肌肉的起点或定点；把另一端看作为止点或动点（图 3-2）。肌肉的定点和动点在一定条件下可以相互转换。

（二）肌的配布

肌在关节周围配布的方式和多少与关节的运动轴一致。每个关节至少配布有两组运动方向完全相反的肌，称为拮抗肌；在运动轴的同一侧，各肌或肌组的作用彼此相同，称为协同肌。

三、肌的辅助结构

肌的辅助装置具有保护肌的位置、辅助肌的活动、减少运动的摩擦等功能。

（一）筋膜

筋膜 fascia 是遍布全身的结缔组织结构，分为浅筋膜和深筋膜两种（图 3-3）。

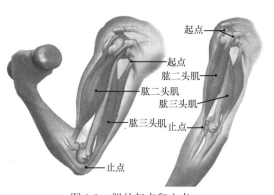

图 3-2 肌的起点和止点

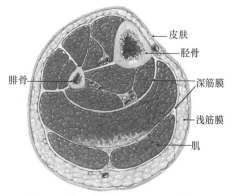

图 3-3 大腿中部水平切面（示筋膜）

1. 浅筋膜 superficial fascia 又称皮下筋膜，位于真皮深面，由疏松结缔组织构成，内含有脂肪组织、浅静脉、皮神经、浅淋巴管和淋巴结等。

2. 深筋膜 deep fascia 位于浅筋膜的深层，又称固有筋膜。由致密结缔组织构成，包

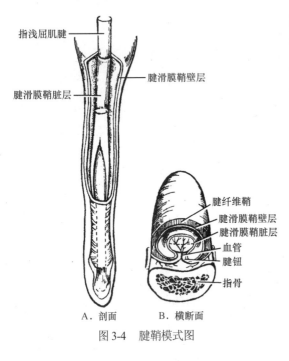

图 3-4 腱鞘模式图

裹肌、肌群和体壁以及血管、神经等，遍布全身且相互连续。深筋膜包裹每块肌或肌群形成肌筋膜鞘；包裹神经和血管等形成血管神经鞘。在四肢，深筋膜插入肌群之间，并附于骨上，形成肌间隔。深筋膜有保护和约束肌的作用，并在肌收缩时，减少相邻肌或肌群之间的摩擦，利于各自的独立运动。

(二) 滑膜囊

滑膜囊 synovial bursa 为封闭的结缔组织小囊，内含滑液，多位于肌腱与骨面相接触处，起减少摩擦的作用。

(三) 腱鞘

腱鞘 tendinous sheath 为包裹在长肌腱外面的结缔组织鞘(图 3-4)，多位于手、足等活动性较大的部位。腱鞘可分内、外两层，外层为纤维层，内层为滑膜层。滑膜层又分为两层，分别包在腱的表面和紧贴于纤维层的内面，两层相互移行，形成密闭的滑膜腔，内含少量滑液。

第二节 头 颈 肌

一、头肌

头肌可分为面肌和咀嚼肌两部分。

(一) 面肌

面肌包括颅顶肌（枕额肌）、眼轮匝肌、口轮匝肌和颊肌（图 3-5）。

(二) 咀嚼肌

咀嚼肌包括咬肌、颞肌、翼内肌和翼外肌，配布于下颌关节周围，参与咀嚼运动（图 3-6）。其中翼外肌两侧收缩拉下颌骨向前，其余三组肌收缩均可上提下颌。

二、颈肌

颈肌分为颈浅肌和颈外侧肌、颈前肌、颈深肌三群（图 3-7）。

(一) 颈浅肌群与颈外侧肌

颈浅肌群与颈外侧肌包括颈阔肌和胸锁乳突肌。

胸锁乳突肌：起于胸骨柄与锁骨内侧端，止于颞骨乳突。一侧收缩使头向同侧倾斜，脸转向对侧；两侧收缩可使头后仰。

(二) 颈前肌群

1. 舌骨上肌群 二腹肌、下颌舌骨肌、茎突舌骨肌和颏舌骨肌。

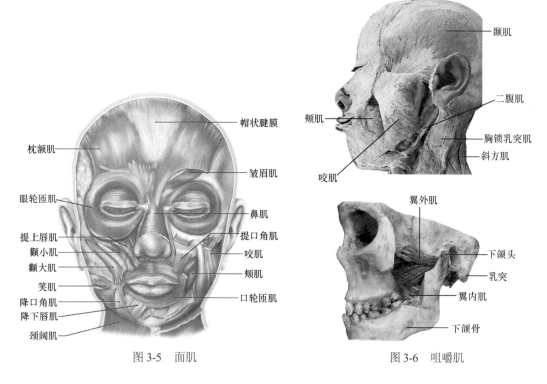

图 3-5 面肌　　　　　　　　　　　图 3-6 咀嚼肌

2. 舌骨下肌群　肩胛舌骨肌、胸骨舌骨肌、胸骨甲状肌和甲状舌骨肌。

(三) 颈深肌群

颈深肌群分为外侧群和内侧群,外侧群包括前斜角肌、中斜角肌和后斜角肌(图 3-8)。前、中斜角肌与第 1 肋之间的空隙为斜角肌间隙,有锁骨下动脉和臂丛通过。内侧群有头长肌和颈长肌。

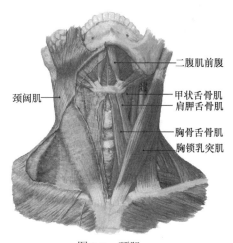

图 3-7 颈肌

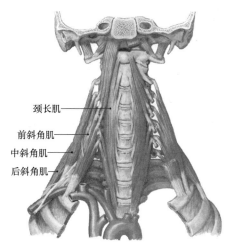

图 3-8 斜角肌

第三节 躯干肌

躯干肌包括背肌、胸肌、膈、腹肌和会阴肌。

(一) 背肌

背肌可分背浅肌和背深肌两群。背浅肌包括斜方肌、背阔肌、肩胛提肌和菱形肌（图3-9），背深肌包括竖脊肌和夹肌。斜方肌和背阔肌的位置及作用见表3-1。

表3-1 斜方肌和背阔肌的位置及作用

肌名	位置	主要作用
斜方肌	项部、背上部浅层	拉肩胛骨向中线靠拢，上部纤维提肩胛骨，下部纤维降肩胛骨（耸肩）
背阔肌	背下部浅层	肩关节后伸、内收及旋内（背手）

(二) 胸肌

胸肌可分为两群：胸上肢肌和胸固有肌（图3-10）。胸上肢肌包括胸大肌、前锯肌、胸小肌，胸固有肌包括肋间外肌、肋间内肌和胸横肌。

胸大肌位于胸廓前上部的皮下，作用为使肩关节内收、旋内和前屈，上肢固定时，可上提躯干。肋间外肌提肋助吸气，肋间内肌降肋助呼气。

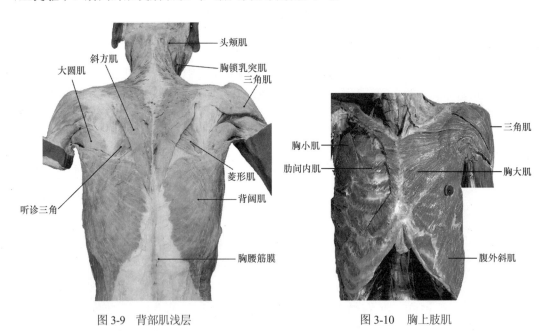

图3-9 背部肌浅层　　　图3-10 胸上肢肌

(三) 膈

膈位于胸、腹腔之间，周围为肌性部，中央为中心腱（图3-11）。膈为主要的呼吸肌，收缩时，膈穹隆下降，胸腔容积扩大，助吸气。松弛时，膈穹隆上升，助呼气。膈三个裂孔的位置及通过的结构见表3-2。

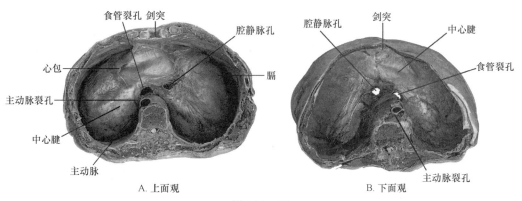

图 3-11 膈

表 3-2 膈三个裂孔的位置及通过的结构

名称	位置	通过的结构
主动脉裂孔	第 12 胸椎前方	主动脉和胸导管
食管裂孔	约在第 10 胸椎水平	食管和迷走神经
腔静脉孔	约在第 8 胸椎水平	下腔静脉

（四）腹肌

腹肌可分为前外侧群和后群两部分。前外侧群包括腹外斜肌、腹内斜肌、腹横肌和腹直肌（图 3-12），后群包括腰大肌和腰方肌。腹外侧肌群的位置及形成结构见表 3-3。

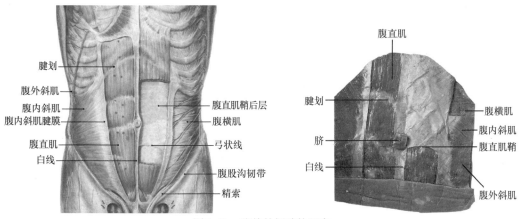

图 3-12 腹前外侧壁的肌肉

表 3-3 腹外侧肌群的位置及形成结构

肌名	位置	各肌形成的结构
腹外斜肌	腹前外侧壁浅层	腹股沟韧带、腹股沟管浅环
腹内斜肌	在腹外斜肌深面	腹股沟镰、提睾肌
腹横肌	在腹内斜肌深面	腹股沟镰、提睾肌

第四节 四 肢 肌

一、上肢肌

上肢肌分为上肢带肌、臂肌、前臂肌和手肌。

（一）上肢带肌

上肢带肌包括三角肌、冈上肌、冈下肌、小圆肌、大圆肌和肩胛下肌（图3-13）。

（二）臂肌

臂肌覆盖肱骨，以内侧和外侧两个肌间隔分隔成前、后两群，前群为屈肌，后群为伸肌。前群包括浅层的肱二头肌以及深层的肱肌和喙肱肌，后群为肱三头肌（图3-13）。

（三）前臂肌

前臂肌位于桡、尺骨的周围，共19块，多数为具有长肌腱的长肌，分前、后两群。前群主要是屈腕、屈指和前臂旋前的肌，位于前臂的前面和内侧，共9块，分4层排列（图3-14）。第1层由外侧至内侧，依次为：肱桡肌、旋前圆肌、桡侧腕屈肌、掌长肌、尺侧腕屈肌；第2层为指浅屈肌；第3层为拇长屈肌和指深屈肌；第4层为旋前方肌。后群主要为伸腕、伸指和使前臂旋后的肌，位于前臂的后面和外侧，共10块，分2层排列（图3-15）。浅层有5块，由外侧向内侧依次为：桡侧腕长伸肌、桡侧腕短伸肌、指伸肌、小指伸肌、尺侧腕伸肌；深层有5块：旋后肌、拇长展肌、拇短伸肌、拇长伸肌、示指伸肌。

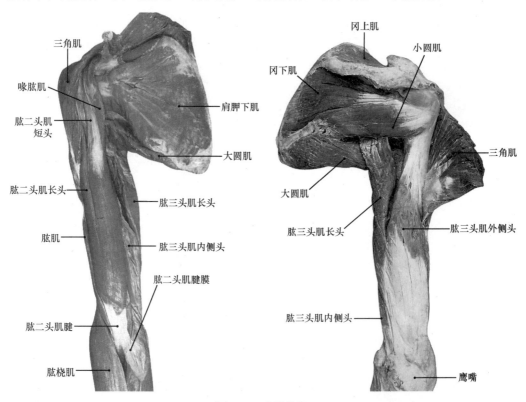

图3-13 上肢带肌

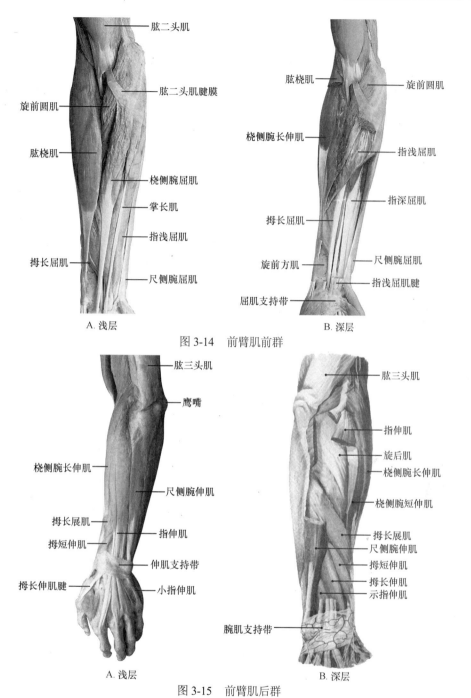

图 3-14　前臂肌前群

图 3-15　前臂肌后群

（四）手肌

手肌分为外侧、中间和内侧三群。
上肢主要肌的位置和作用见表 3-4。

表 3-4　上肢主要肌的位置和作用

肌名	位置	作用
三角肌	肩部	肩关节外展
肱二头肌	肱骨前面浅层	屈肘关节
肱三头肌	肱骨后方	伸肘关节

二、下肢肌

下肢肌可分为髋肌、大腿肌、小腿肌和足肌。

（一）髋肌

髋肌起自骨盆，跨过髋关节，止于股骨的上部，分前、后两群：前群为髂腰肌和阔筋膜张肌（图3-16）；后群分3层，第1层为臀大肌，第2层为臀中肌，第3层为臀小肌、梨状肌、闭孔内肌、股方肌和闭孔外肌（图3-17）。

（二）大腿肌

大腿肌分3群：前群位于股骨前面，包括缝匠肌和股四头肌。内侧群位于大腿内侧，属内收肌群（图3-16），包括：耻骨肌、长收肌、股薄肌、短收肌和大收肌。后群位于大腿后面，包括：股二头肌、半腱肌和半膜肌（图3-17）。

（三）小腿肌

小腿肌运动膝、踝和足部关节，分3群：前群自内侧向外侧依次为胫骨前肌、踇长伸肌和趾长伸肌。外侧群包括腓骨长、短肌（图3-18）。后群分浅、深两层，浅层为小腿三头肌，包括腓肠肌和比目鱼肌；深层自内侧向外侧依次有：趾长屈肌、胫骨后肌、踇长屈肌，在膝关节后面还有腘肌（图3-19）。

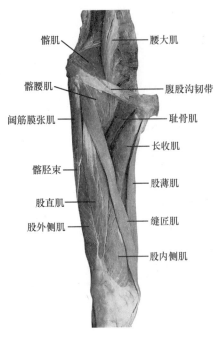

图3-16　髋肌和大腿肌前群及内侧群

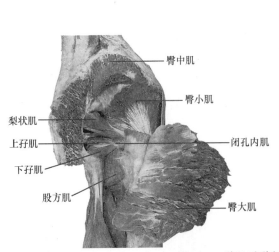

图3-17　髋肌后群和大腿肌后群

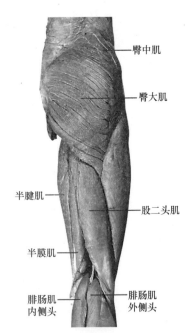

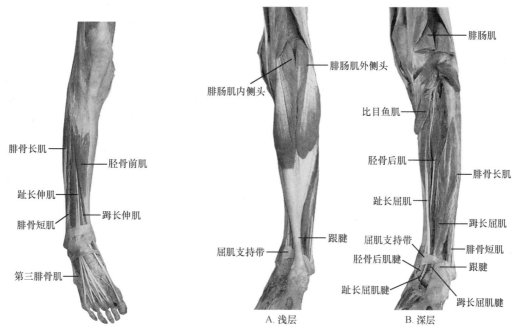

图 3-18 小腿肌前群和外侧群

图 3-19 小腿肌后群

(四) 足肌

足肌可分为足背肌和足底肌。

下肢主要肌的位置和作用见表 3-5。

表 3-5 下肢主要肌的位置和作用

肌名	位置	作用
缝匠肌	股骨前面	屈髋屈膝
股四头肌	股骨前面	屈髋伸膝
股二头肌	股后外侧	伸髋屈膝
半腱肌、半膜肌	股后内侧	伸髋屈膝
胫骨前肌	小腿骨间膜前面	伸踝关节、足内翻
腓骨长肌、腓骨短肌	腓骨外侧面	屈踝关节、足外翻
小腿三头肌	小腿骨间膜后面	屈踝关节、屈膝关节

 学习思考

1. 简述腘上三个裂孔的位置及通行结构。
2. 简述参与呼吸运动的肌肉有哪些?

(毕文杰)

第二篇 内 脏 学

内脏包括消化、呼吸、泌尿、生殖四个系统。内脏各系统的器官大部分位于胸腔、腹腔和盆腔内,可分为中空性器官和实质性器官。内脏器官的主要功能是进行物质代谢和繁殖后代。某些与内脏密切相关的结构,如胸膜、腹膜、乳房和会阴等也归入内脏范畴。

第四章 总论

目的要求

掌握：内脏的概念。
熟悉：胸部的标志线和腹部的分区。
了解：内脏器官的结构特点。

一、内脏的概念

内脏 viscera 是消化、呼吸、泌尿和生殖四个系统的器官的总称，研究内脏各器官形态结构和位置的科学称内脏学。内脏器官在形态、位置、发生及功能上具有共同特点，大部分都位于胸腔、腹腔和盆腔内，并都借孔道直接或间接与外界相通，保证人体与自然界进行物质交换，完成物质代谢和繁衍后代的功能。

人体通过消化系统和呼吸系统分别从外界摄取营养物质和氧气，通过脉管系统输送到全身各部的组织和细胞，供其进行物质代谢。代谢产物由呼吸系统、泌尿系统和皮肤排出体外，食物残渣以粪便形式排出体外。生殖系统产生生殖细胞和分泌性激素，并进行生殖活动，完成繁殖的功能。此外，内脏各系统的许多器官，如胃、肠道、胰、睾丸、卵巢、前列腺等还具有内分泌功能，参与对机体多种功能活动的调节。

二、内脏的基本结构

内脏各器官按其基本形态构造可分为中空性器官和实质性器官两大类。

（一）中空性器官

中空性器官呈管状或囊状，内部均有特定的空腔，如胃、肠、气管、子宫和膀胱等。它们的管壁一般由3层或4层构成。

以消化管为例，管壁由内向外依次为：黏膜，黏膜下层，肌层和外膜。

（二）实质性器官

实质性器官多属腺体，具有分泌功能，内部没有特定的空腔，表面包以结缔组织的被膜或浆膜，如肝、胰、肾及生殖腺等。被膜伸入器官实质内，将其分隔成若干个小叶，如肝小叶。实质性器官的血管、神经、淋巴管和导管出入之处常为一凹陷，称为该器官的门，如肝门、肾门及肺门等。

（三）胸部的标志线和腹部分区

为了便于描述胸、腹腔器官的位置和体表投影供临床应用的需要，通常在胸、腹部表面确定若干标志线和分区。

1. 胸部的标志线（图 4-1）

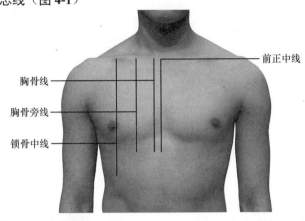
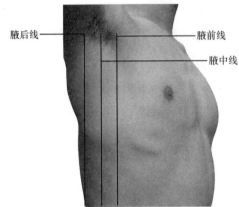
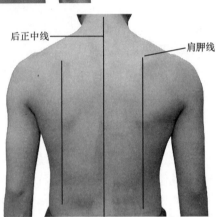

图 4-1　胸部的标志线

(1) 前正中线：沿身体前面正中所作的垂直线。
(2) 胸骨线：沿胸骨外侧缘最宽处所作的垂直线。
(3) 锁骨中线：通过锁骨中点所作的垂直线。
(4) 胸骨旁线：经胸骨线与锁骨中线之间的中点所作的垂直线。
(5) 腋前线：沿腋前襞所作的垂直线。
(6) 腋后线：沿腋后襞所作的垂直线。
(7) 腋中线：位于腋前线与腋后线中点所作的垂直线。
(8) 肩胛线：通过肩胛骨下角所作的垂直线。
(9) 后正中线：沿身体后面正中所作的垂直线。

2. 腹部分区　为方便描述腹腔脏器的位置，用两条横线和两条纵线将腹部分成九区（图 4-2）。上横线一般采用通过两侧肋弓的最低点的连线，下横线多采用通过两侧髂结节的连线。两条纵线为通过两侧腹股沟韧带中点所作的垂直线。

上述四条线将腹部分成九区：左、右两侧自上而下为左、右季肋区，左、右腹外侧区（腰区），左、右腹股沟区（髂区）；中间自上而下为腹上区、脐区和耻区（腹下区）。

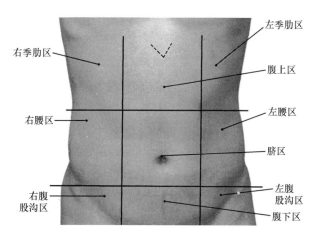

图4-2 腹部分区

学习思考

1. 内脏包括哪些器官？
2. 简述胸部常用的标志线。

（李 健）

第五章 消化系统

学习目的

掌握：消化系统的组成，上、下消化道和咽峡的概念。消化管各部位置、形态、结构特征，阑尾根部和胆囊底的体表投影。肝的位置和形态，肝外胆道系统的组成。

熟悉：乳牙、恒牙的牙式，腭的形态、结构，腭扁桃体的位置，肝的体表投影。

了解：舌肌的配布，消化管壁的基本构造，肝的分段。

临床案例

案例5-1

患者，男，12岁。1天前不明原因出现上腹隐痛，后转移至右下腹痛，为持续性，伴阵发性加重。约4小时前疼痛突然减轻，但渐波及全腹而入院。伴有发热、恶心、呕吐。查体：急性病容，全腹压痛，反跳痛，肌紧张，以右下腹为明显。临床诊断：急性阑尾炎穿孔，弥漫性腹膜炎。

问题思考：

为什么压痛以右下腹明显？

消化系统 alimentary system 由消化管和消化腺组成（图5-1）。其功能是消化食物、吸收营养，排出食物残渣。此外，口腔、咽等还与呼吸、发音和语言等活动有关。

消化管 alimentary canal 包括口腔、咽、食管、胃、小肠（十二指肠、空肠和回肠）及大肠（盲肠、阑尾、结肠、直肠和肛管）。临床上通常把从口腔至十二指肠的消化管称上消化道，空肠及其以下的部分称下消化道。

消化腺 alimentary gland 是分泌消化液的器官，分为大消化腺和小消化腺。大消化腺是独立于消化管壁外的消化器官，分泌消化液经导管排入消化管，如大唾液腺、胰和肝。小消化腺是分布于消化管壁内的许多小腺体，如胃腺、肠腺等。

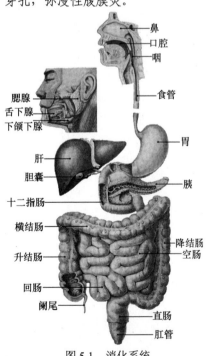

图5-1 消化系统

第一节 消 化 管

一、口腔

口腔 oral cavity 是消化管的起始部，向前经口裂通向外界，其前壁为上、下唇，向后经咽峡与咽相通，侧壁为颊，顶为腭，底为封闭口腔底的软组织。口腔以牙弓和牙龈为界分为口腔前庭和固有口腔。当上、下牙列咬合时，口腔前庭与固有口腔之间借第 3 磨牙后方的间隙相通，故在牙关紧闭的病人可经此间隙插管。

（一）口唇

口唇 oral lips 分为上、下唇，其游离缘为皮肤与黏膜的移行部，呈红色，称唇红。当机体缺氧时呈绛紫色，临床上称发绀。唇前面正中的纵行浅沟称人中，昏迷患者急救时常在此处进行指压或针刺。上唇两侧与颊部交界处的弧形浅沟称鼻唇沟，口裂两端，上、下唇结合处为口角。

（二）颊

颊 cheek 构成口腔的侧壁，由黏膜、颊肌和皮肤构成，在上颌第 2 磨牙牙冠相对的颊黏膜上有腮腺导管开口。

（三）腭

腭 palate 构成口腔的顶，分隔鼻腔与口腔。腭分硬腭和软腭两部分。

1. 硬腭　位于腭的前 2/3，主要由骨腭覆以黏膜而成，黏膜与骨结合紧密。

2. 软腭　位于腭的后 1/3，由骨骼肌被覆黏膜构成。软腭斜向后下形成腭帆。腭帆后缘游离，正中部有一向下突起，称腭垂（悬雍垂）。自腭帆两侧向外下方分出两条黏膜皱襞，前方一对延伸至舌根的外侧，称腭舌弓。后方的一对延伸至咽侧壁，为腭咽弓。腭垂、腭帆游离缘、两侧的腭舌弓及舌根共同围成咽峡 isthmus of fauces，是口腔与咽的分界（图 5-2）。

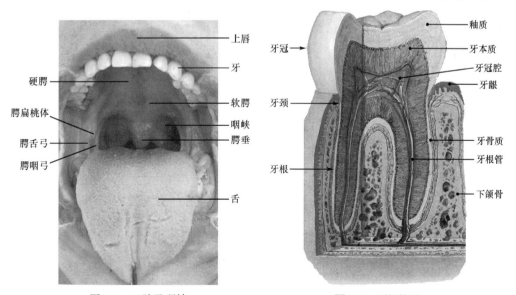

图 5-2　口腔及咽峡　　　　　图 5-3　牙的构造

(四) 牙

牙 teeth 嵌于上、下颌骨的牙槽内，是人体内最坚硬的器官，具有咀嚼食物和辅助发音的功能。

1. 牙的形态和构造 牙在外形上分为牙冠、牙颈和牙根三部分（图5-3）。暴露在口腔内的为牙冠 corona dentis，嵌入牙槽内的为牙根 radix dentis，牙根与牙冠交界部为牙颈 cervix dentis。牙内的腔隙称牙腔 dental cavity。牙由牙质、釉质、牙骨质和牙髓构成。牙质 dentine 构成牙的主体。釉质 enamel 覆盖在牙冠部的牙质外面，牙骨质 cement 包在牙根和牙颈部的牙质外面，所以牙质不暴露在表面，当釉质磨损而露出黄色牙质时，可引起感觉过敏。牙腔内有牙髓 dental pulp，由牙的神经血管和结缔组织构成，其中的血管神经由牙根尖孔出入。

2. 牙的分类 牙是对食物进行机械加工的器官，有协助发音等的作用，人类的牙适应不同功能需要，具有不同的形态特点，可分为切牙、尖牙、前磨牙和磨牙。切牙牙冠呈凿形，尖牙牙冠呈锥形。前磨牙牙冠呈方圆形，磨牙最大，呈方形。

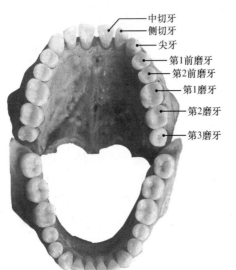

图 5-4 牙的名称及排列

在人的一生中，先后有两副牙齿，第一副牙为乳牙，一般在出生后6～7个月开始萌出，到3岁左右出全，共20个。第二副牙为恒牙，在6～7岁时，乳牙开始脱落，恒牙中的第一磨牙最先长出，除第三磨牙外，其他各牙在14岁左右出齐。第3磨牙萌出最迟，称迟牙或智齿，到成年后才长出，有的甚至终生不出。因此恒牙数28～32个均属正常。

3. 牙式 乳牙在上、下颌的左右各5个，共20个。恒牙上、下颌左右各8个，共32个。临床上为了记录牙的位置，常以被检查者的解剖方位为准，以"十"记号划分四区，表示左、右侧上、下颌的牙位，并以罗马数字Ⅰ～Ⅴ表示乳牙，用阿拉伯数字1～8表示恒牙（图5-4）。

4. 牙周组织 位于牙根周围，包括牙周膜、牙槽骨和牙龈三部分，对牙有支持、保护、固定的作用。牙槽骨属于上、下颌骨的牙槽突。牙周膜是连于牙根和牙槽骨之间的致密结缔组织，有固定牙根、缓冲咀嚼时所产生的压力的作用。牙龈是口腔黏膜覆盖在牙颈及牙槽突的部分，富含血管，呈淡红色，与牙槽骨的骨膜紧密相连，故牙龈不能移动。老年人由于牙龈和骨膜血管萎缩，营养降低，牙根萎缩，牙逐渐松动以至脱落，随后牙槽骨也逐渐萎缩和被吸收。

(五) 舌

舌 tongue 位于口腔底，以骨骼肌为基础，表面被覆黏膜，具有协助咀嚼和吞咽、感受味觉及辅助发音的功能。

1. 舌的形态 舌分上、下两面。上面称舌背，其后部可见"∧"形的界沟将舌分为前

2/3 的舌体和后 1/3 的舌根。舌体的前端称舌尖。舌下面的黏膜在舌的中线上形成一黏膜皱襞，向下连于口腔底前部，称舌系带。舌系带根部两侧有小黏膜隆起，称舌下阜，是下颌下腺和舌下腺大管的开口。由舌下阜向后外侧延续成舌下襞，舌下腺位于舌下襞深面。

2. 舌的构造

（1）舌黏膜：淡红色，覆于舌的表面。在舌体上面及两侧缘的黏膜上有许多小突起称舌乳头（图5-5）。按其形状可分为四种：①丝状乳头数量最多，如丝绒状，几乎遍布舌背前 2/3，具有一般感觉功能；②菌状乳头 fungiform papillae，位于舌尖及舌体两侧缘，呈红色钝圆形；③叶状乳

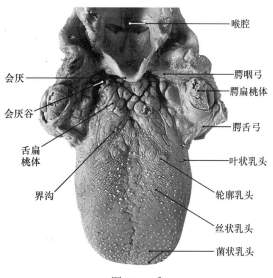

图 5-5　舌

头 foliate papillae，位于舌外侧缘的后部，人类不发达；④轮廓乳头 vallate papillae，最大，排列于界沟前方，有 7～11 个。菌状乳头、叶状乳头和轮廓乳头均含有味觉感受器，称味蕾 taste bud，具有感受酸、甜、苦、辣、咸等味觉功能。舌根背部黏膜内，有许多淋巴组织组成的小淋巴结，称舌扁桃体。

（2）舌肌：为骨骼肌，分为舌内肌和舌外肌。舌内肌起止点均在舌内，收缩时可改变舌的形状（图 5-6）。有舌横肌、舌纵肌和舌垂直肌三种。舌外肌起自舌外，止于舌内，收缩时可以改变舌的位置。舌外肌中最主要的是一对颏舌肌，起自下颌骨的内面，呈扇状进入舌内，止于舌中线两侧。两侧颏舌肌同时收缩拉舌向前下（伸舌）；一侧收缩时使舌尖伸向对侧。如一侧颏舌肌瘫痪，伸舌时健侧颏舌肌收缩时舌外伸，而患侧颏舌肌不能收缩，故使舌尖歪向瘫痪侧。

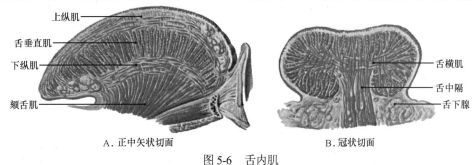

图 5-6　舌内肌

（六）唾液腺

唾液腺 salivary gland 位于口腔周围，分泌唾液，有清洁口腔和帮助消化食物的功能（图5-7）。分大、小唾液腺两种。小唾液腺属黏膜腺，如腭腺、颊腺、唇腺及舌腺等。大唾液腺有 3 对，包括腮腺、下颌下腺、舌下腺。

1. 腮腺 parotid gland　为唾液腺中最大的一对，呈不规则的三角形，大部分位于外耳道下方，上达颧弓，下至下颌角附近，前至咬肌后 1/3 的浅面。腮腺管自腮腺前缘穿出，

在颧弓下方约一横指处横过咬肌表面，穿过颊肌，开口于平对上颌第 2 磨牙的颊黏膜处。

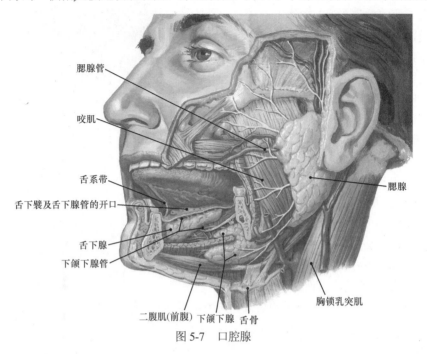

图 5-7　口腔腺

2. 下颌下腺 submandibular gland　位于下颌骨体内面的下颌下腺凹处，其导管开口于舌下阜。

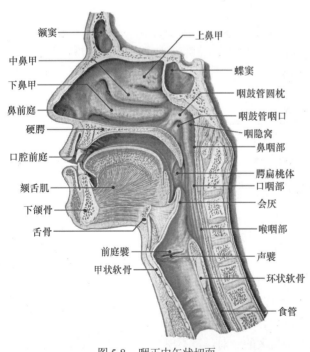

图 5-8　咽正中矢状切面

3. 舌下腺 sublingual gland　位于口腔底、舌下襞的深面。腺管分大、小两种，舌下腺小管有 5～15 条，开口于舌下襞；舌下腺大管只有 1 条，常与下颌下腺管共同开口于舌下阜。

二、咽

（一）咽的位置和形态

咽为前后略扁的漏斗形肌性管道，位于第 1～6 颈椎前方，上附于颅底，向下于第 6 颈椎下缘续食管（图 5-8）。咽后壁扁平，贴近上 6 个颈椎体，前壁不完整，由上而下分别与鼻腔、口腔及喉腔相通。

（二）咽的分部

咽腔是消化与呼吸的共同通道，以软腭和会厌上缘为界，自上而下依次分为鼻咽、口咽和喉咽。

1. 鼻咽 位于颅底与软腭之间，向前经鼻后孔与鼻腔相通。在鼻咽顶壁后部黏膜内有丰富的淋巴组织，称咽扁桃体，在婴幼儿较为发达。两侧壁上相当于下鼻甲后方1.5cm处有咽鼓管咽口，借咽鼓管通鼓室。咽鼓管咽口的前、上、后方半环形隆起，称咽鼓管圆枕，它是寻找咽鼓管咽口的标志。鼻咽经咽鼓管与中耳鼓室相通，若咽部感染时，炎症可蔓延到中耳引起中耳炎。咽鼓管圆枕后方与咽后壁之间的凹陷，称咽隐窝，是鼻咽癌的好发部位。

2. 口咽 位于软腭与会厌上缘之间，向前经咽峡与口腔相通。在口咽的外侧壁上，腭舌弓与腭咽弓之间的凹陷称扁桃体窝，窝内容纳腭扁桃体。

腭扁桃体由淋巴组织构成，呈扁卵圆形，内侧面朝向咽腔，表面被覆黏膜，黏膜上皮向深部陷入形成许多小凹。这些小凹和扁桃体窝的上份未被扁桃体充满的空间常是异物脓液易滞留的部位。

3. 喉咽 位于会厌上缘至环状软骨下缘平面之间，向下与食管相续，向前经喉口与喉腔相通。喉咽是咽腔最狭窄的部分，在喉口的两侧各有一个深凹，称梨状隐窝，是异物易嵌顿滞留的部位。

咽扁桃体、腭扁桃体和舌扁桃体等共同围成咽淋巴环，是呼吸道和消化道上端的防御结构。

三、食管

（一）食管的位置和分部

食管 esophagus 为一前后略扁的肌性管道，上端接咽，下行穿过膈的食管裂孔，下端在第11胸椎水平与胃相接，全长约25cm。按行程其可分为颈部、胸部和腹部三段（图5-9）。

颈部较短，约5cm，上起环状软骨下缘，下至胸骨颈静脉切迹水平。胸部较长，长约18cm，自颈静脉切迹平面至食管裂孔。腹部最短，长约2cm，从食管裂孔至胃贲门处。其前方与肝左叶相邻。

（二）食管的狭窄

食管管径粗细不一，全长有三个生理性狭窄：第一个狭窄位于食管的起始部，距中切牙约15cm；第二狭窄位于食管与左支气

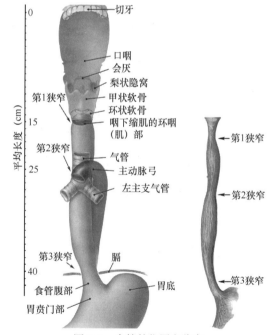

图5-9 食管的位置和狭窄

管交叉处，距中切牙约25cm；第三狭窄位于食管穿过膈的食管裂孔处，距中切牙约40cm。食管的这些狭窄常为异物滞留和肿瘤的好发部位。三个狭窄在插胃管和胃镜检查时有重要意义。

四、胃

胃 stomach 是消化管中最膨大的部分，有容纳食物、分泌胃液和初步消化食物的功能。

成人的胃容量为 1000～3000ml，新生儿约为 30ml。

（一）胃的形态和分部

胃有出、入两口，上、下两缘和前、后两壁。胃的入口上接食管称贲门；出口与十二指肠相连称幽门；胃的上缘凹陷，称胃小弯，在胃小弯最底处称角切迹。胃的下缘隆凸，称胃大弯。

胃可分为四部，即贲门部、胃底、胃体和幽门部。位于胃贲门周围的部分称贲门部；位于贲门切迹平面以上部分称胃底；位于胃底与角切迹之间的部分称胃体；位于胃体与幽门之间的部分称幽门部。在幽门部的大弯侧有一浅沟称中间沟，将幽门部分为左侧的幽门窦和右侧的幽门管。临床上所称的"胃窦"即幽门窦，或是整个幽门部。胃溃疡和胃癌多发生于胃的幽门窦近胃小弯处（图 5-10）。

（二）胃的位置

胃在中等充盈时，大部分位于左季肋区，小部分位于腹上区。贲门位于第 11 胸椎体左侧，幽门位于第 1 胸椎体右侧。

（三）胃壁的结构

胃具有消化管典型的 4 层结构。活体胃的黏膜为淡红色，空虚时形成许多高低不一的皱襞，胃小弯处 4～5 条纵行皱襞较为恒定，皱襞间的沟称胃道（图 5-11）。胃黏膜在幽门形成环行皱襞，突向腔内，称幽门瓣。环行肌层在幽门处增厚，形成幽门括约肌，有延缓胃内容物排空和防止肠内容物逆流至胃的作用。

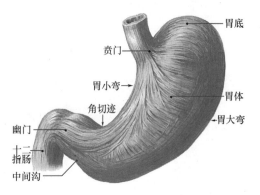

图 5-10　胃的形态分布

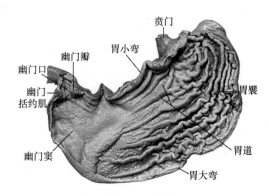

图 5-11　胃壁

五、小肠

小肠 small intestine 是消化管中最长的一段，也是进行消化吸收的重要部分。上起幽门，下接盲肠，成人全长 5～7m，可分为十二指肠、空肠和回肠三部分。

（一）十二指肠

十二指肠 duodenum 长 20～25cm，紧贴腹后壁，呈 C 形，按其位置可分为上部、降部、水平部和升部（图 5-12）。

1. 上部　约 5cm，起自胃的幽门，行向右后，达肝门下方急转向下移行为降部。弯曲处形成十二指肠上曲。十二指肠上部与幽门相接的一段肠壁较薄，黏膜面光滑而无环状皱襞，在 X 线下似球形，称十二指肠球部 duodenal bulb，是十二指肠溃疡的好发部位。

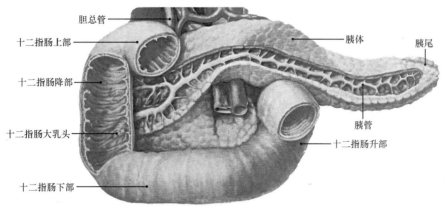

图 5-12 十二指肠与胰

2．降部 起自十二指肠上曲，于第1～3腰椎的水平向左续水平部，转折处称十二指肠下曲。降部后内侧上有一纵行的皱襞，纵襞下端有一突起，称十二指肠大乳头 major duodenal papilla，胆总管和胰腺管共同开口于此，距中切牙约75cm。

3．水平部 自右向左横行，经下腔静脉、腹主动脉前方至第3腰椎左侧续于升部。肠系膜上动、静脉紧贴此部前面通过。

4．升部 长约2.5cm，自第3腰椎左侧向上，至第2腰椎左侧转折向前下方形成十二指肠空肠曲，续于空肠。十二指肠空肠曲由十二指肠悬韧带（Treitz 韧带）连于右膈脚，该韧带是临床确认空肠起端的重要标志。

（二）空肠和回肠

空肠 jejunum 和回肠 ileum 在腹腔内迂回盘曲形成肠袢，位于腹腔中下部结肠所围成的方框形内（图 5-13）。空肠上端起自十二指肠空肠曲，回肠的下端接盲肠。空、回肠间无明显的界限，一般空肠居腹腔左上部，占全长的 2/5。外观上，空肠管径较粗，管壁较厚，血管较多，颜色较红；管腔内黏膜形成许多环状襞，黏膜和黏膜下组织内含孤立淋巴小结。回肠位于腹腔的右下部，占全长的 3/5，管径较细，管壁较薄，血管较少，颜色较浅；黏膜皱襞低而疏，黏膜内除孤立淋巴小结外，还有集合淋巴小结，尤其在回肠下部多见，它是伤寒杆菌易侵犯的部位，易发生溃疡、出血，甚至引起肠穿孔。

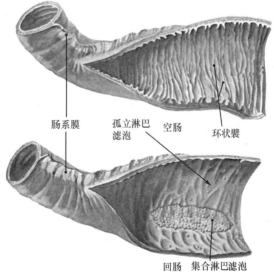

图 5-13 空肠和回肠

六、大肠

大肠 large intestine 为消化管的末段，全长约1.5m，起自右髂窝处的回肠末端，止于肛门。可分为盲肠、阑尾、结肠、直肠和肛管五部分。大肠的主要功能是吸收水分、分泌黏

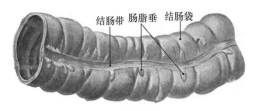

图 5-14 结肠的特征

液，使食物残渣形成粪便排出体外。

除直肠、肛管与阑尾外，在结肠和盲肠具有三种特征性结构(图5-14)：①结肠带 colic bands，有三条，由肠壁的纵行肌增厚而成，沿肠的纵轴排列。三条结肠带均汇集于阑尾根部，故临床手术中常以此寻找阑尾。②结肠袋 haustra of colon，是由于结肠带较肠管短，使后者皱褶呈袋状而形成的。③肠脂垂 epiploic appendices，为沿结肠带两侧分布的许多脂肪突起。这三种特征性结构是腹部手术区别大肠和小肠的主要依据。

（一）盲肠和阑尾

1. 盲肠 caecum 位于右髂窝内，是大肠的起始部，下端呈盲袋状，左侧与回肠末端相连，向上与升结肠相续（图 5-15）。回肠末端开口于盲肠，开口处有上、下两片唇样黏膜皱襞，称回盲瓣 ileocecal valve，此瓣具有括约肌的作用，既可防止小肠内容物过快流入大肠，以便食物在小肠内充分消化吸收；又可防止盲肠内容物逆流到回肠。

2. 阑尾 vermiform appendix 为一蚓状肠管，长 6~8cm，根部连于盲肠后内方，远端游离。阑尾位置变异较大，以回肠后位和盲肠后位多见，盆位次之，再次为盲肠下位和回肠前位。阑尾根部位置较恒定，其体表投影位于脐与右髂前上棘连线的中、外 1/3 交点处，称麦氏点（McBurney 点）（图 5-16）。在急性阑尾炎时，阑尾根部（麦氏点处）有明显的压痛，具有一定的诊断价值。

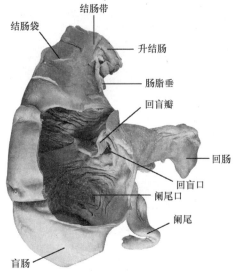

图 5-15 盲肠与阑尾

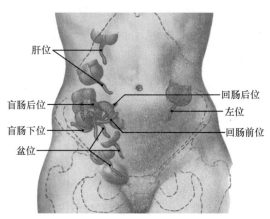

图 5-16 阑尾的位置

（二）结肠

结肠 colon 围绕在小肠周围，始于盲肠，终于直肠，可分为升结肠、横结肠、降结肠、乙状结肠四部分（图5-17）。①升结肠：在右髂窝内起于盲肠，沿右侧腹后壁上升至肝右叶下方，转折向左前下方移行为横结肠，转折处称结肠右曲 right colic flexure，又称肝曲。②横结肠：

起自结肠右曲，向左横行至脾下方转折向下移行为降结肠，转折处称结肠左曲 left colic flexure，又称脾曲。③降结肠：起自结肠左曲，沿左侧腹后壁下行，至左髂嵴处移行为乙状结肠。④乙状结肠：全长呈"乙"字弯曲，在左髂嵴处上接降结肠，沿左髂窝转入盆腔，自第3骶椎平面续直肠。乙状结肠也有系膜，故活动性较大，系膜过长，可造成乙状结肠扭转。

（三）直肠

直肠 rectum 长 10～14cm，位于盆腔内，在骶骨的前方续乙状结肠，沿骶骨前面下行穿过盆膈，移行为肛管。直肠在矢状面上有两个弯曲：上段与骶骨前面弯曲

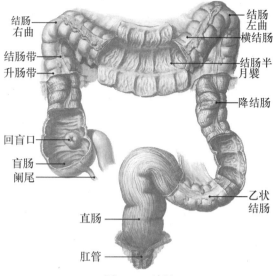

图 5-17 结肠

一致，凸向后，称骶曲 sacral flexure；下段是直肠绕过尾骨尖形成凸向前方的弯曲，称会阴曲 perineal flexure。临床上进行直肠镜或乙状结肠镜检查时，必须注意直肠的两个弯曲，以免损伤肠壁。直肠下部显著膨大，称直肠壶腹 ampulla of rectum（图 5-18）。直肠内面常有 2～3 个半月形皱襞，称直肠横襞，其中最大而且位置最恒定的一个横襞在壶腹上份，距肛门约 7cm，可作为直肠镜检查的定位标志。

（四）肛管

肛管 anal canal 是消化管的末端，长约 4cm，上端与直肠相续，末端终于肛门（图 5-19）。肛管内面黏膜形成 6～10 条纵行的黏膜皱襞，称肛柱。肛柱下端，彼此借半月形的黏膜皱

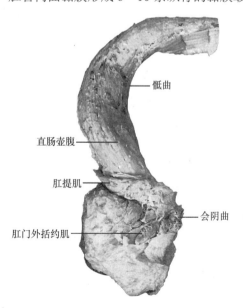

图 5-18 直肠的位置和外形

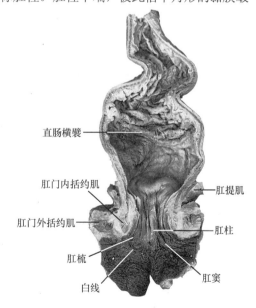

图 5-19 直肠和肛管腔面的形态

襞相连，这些黏膜皱襞称肛瓣。肛瓣和肛柱的下端共同围成的小隐窝称肛窦，窦口向上，窦内往往积存粪屑，易感染而发生肛窦炎，甚至可发展为直肠肛管周围脓肿或肛瘘等。肛柱下端与肛瓣边缘连成锯齿状的环行线称齿状线 dentate line，又称肛皮线，为肛管黏膜和皮肤的分界。齿状线下方有宽约 1cm 的光滑环状带，称肛梳或痔环。肛梳下缘有一条环状的白线，此线恰为肛门内、外括约肌的分界处，肛门指诊时可触得一环形浅沟。在肛管的黏膜下和皮下有丰富的静脉丛，病理情况下曲张而突起形成痔。

肛门周围有肛门括约肌环绕，根据位置及其性质的不同，分为肛门内括约肌和肛门外括约肌。肛门内括约肌为肛管处环形平滑肌增厚而成，有协助排便的作用。肛门外括约肌由围绕在肛门内括约肌的周围的骨骼肌构成，有控制排便的作用。手术时应防止损伤，以免造成大便失禁。

第二节 消 化 腺

人体的消化腺除口腔腺和胃腺、肠腺等外，还有肝和胰。消化腺的主要功能是分泌消化液，参与食物的消化。

一、肝

肝 liver 是人体内最大的消化腺，活体呈红褐色，质软而脆。肝的主要功能是分泌胆汁，参与代谢，储存糖原，解毒及吞噬防御等功能，在胚胎时期还有造血功能。

（一）肝的形态

肝呈不规则楔形，分上、下两面，前、后两缘。肝的上面向前上方隆凸，与膈相贴，又称膈面，被镰状韧带分为肝左叶和肝右叶（图 5-20）。左叶小而薄，右叶大而厚。由于肝贴附于膈下，呼吸时肝的位置能随膈上、下移动而有所变化。肝的下面凹凸不平，与腹腔器官邻接，故称脏面。脏面有一近似 H 形的沟，即左、右两条纵沟和一条横沟。左纵沟的前部有肝圆韧带，连接肝门与脐，是胎儿时期脐静脉闭锁而成，左纵沟的后部有静脉韧带，是胎儿时期静脉导管的遗迹。右纵沟前部为胆囊窝，容纳胆囊，后部为腔静脉窝，有下腔静脉经过。横沟称为肝门 porta hepatis，是肝管、肝固有动脉和肝门静脉、神经和淋巴管进出之处。出入肝门的这些结构被结缔组织包裹，共同构成肝蒂。肝的脏面被 H 形沟分为四叶，右纵沟右侧为右叶；左纵沟左侧为左叶；左、右纵沟之间在横沟前方为方叶；横沟后方为尾状叶。

（二）肝的位置和体表投影

肝大部分位于右季肋区和腹上区，小部分位于左季肋区。肝大部分被胸廓所掩盖，仅在腹上区左、右肋弓之间的部分直接与腹前壁接触。

肝的上界与膈穹隆一致，右侧最高点相当于右锁骨中线与第 5 肋的交点处，左侧相当于左锁骨中线与第 5 肋间隙的交点处；肝的下界，右侧大致与右肋弓一致。正常成人在右肋弓下不能触及肝，但在剑突下方约 3cm 处可触及。幼儿的肝下界位置较低，7 岁前可低于肋弓下缘 1~2cm，到 7 岁以后已不能触及。

（三）肝外胆道

肝外胆道包括胆囊和输胆管道（图 5-21）。

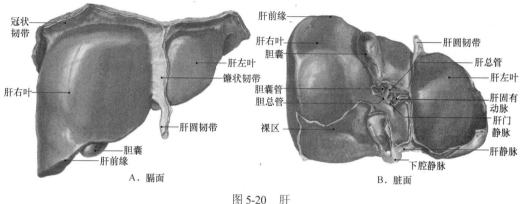

图 5-20 肝

图 5-21 肝外胆道

1. 胆囊 gallbladder 呈长梨形，位于肝右叶下面的胆囊窝内，有储存、浓缩胆汁及调节胆道压力的作用。容量为 40~60ml。胆囊似长茄形，可分为底、体、颈、管四部分。前端的膨大部分称胆囊底，中间称胆囊体和后端峡细的胆囊颈，颈移行于胆囊管，管长 3~4cm。胆囊内面衬以黏膜，其中胆囊底和体的黏膜呈蜂窝状，而胆囊颈和胆囊管的黏膜呈螺旋状突入腔内，形成螺旋襞，可控制胆汁的进出，胆囊结石易嵌顿于此。

胆囊底露于肝前缘，与腹前壁相贴，其体表投影在右锁骨中线与右肋弓相交处。胆囊炎时此处常出现明显压痛，是临床上检查胆囊的触诊部位。

2. 输胆管道 是将肝分泌的胆汁输送至十二指肠的管道。肝内的胆小管逐步会合成肝左、右管，两管在肝门附近合成一条长约 3cm 的肝总管 common hepatic duct。肝总管和胆囊管呈锐角或并行一段距离汇合成胆总管 common bile duct。胆总管长 4~8cm，直径 0.6~0.8cm，在肝十二指肠韧带内下降，经十二指肠上部后方，至胰头附近与胰管汇合，共同斜穿十二指肠降部后内侧壁，在壁内两管合并，形成肝胰壶腹 hepatopancreatic ampulla，开口于十二指肠大乳头。在肝胰壶腹周围有环形的平滑肌，称肝胰壶腹括约肌，或称 Oddi 括约肌，可调控胆汁的排出。

二、胰

胰 pancreas 是人体第二大消化腺，由外分泌部和内分泌部组成，外分泌部分泌胰液，有分解消化蛋白质、糖类和脂肪的作用。内分泌部即胰岛，主要分泌胰岛素和胰高血糖素，参与调节血糖代谢。

胰呈长条形，质软，色灰红，位置较深，在第 1、2 腰椎水平横贴于腹后壁，分为头、体、尾三部分（图 5-21）。胰头较膨大，位于第 2 腰椎右侧，被十二指肠包绕。胰头后方有胆总管和门静脉通过，因此胰头癌或慢性胰腺炎时常压迫胆总管而出现阻塞性黄疸，如压迫肝门静脉，可引起肝门静脉系淤血、腹水等症状。胰体为胰的中间部，横跨第 1 腰椎体前面，向左逐渐变细，移行于胰尾。胰尾向左达脾门。胰的实质内，有一条从左向右横贯全长的排泄管，称胰管 pancreatic duct。胰管与胆总管汇合成肝胰壶腹，开口于十二指肠大乳头。

 学习思考

1. 简述食管的分部、生理狭窄及临床意义。
2. 大肠分几部分？结肠有何特征性结构？
3. 简述胆汁的产生及排泄途径。

（李　健）

第六章 呼吸系统

目的要求

掌握：呼吸系统的组成，上、下呼吸道的概念。呼吸道各部的形态、位置和结构特征。鼻窦的位置及其开口。肺的形态、位置和分叶。胸膜和胸膜腔的概念，胸膜的分部，肺下界和胸膜下界的体表投影。

熟悉：喉的软骨及其连结，肺门的结构。

了解：鼻的形态结构，气管的构造特点。纵隔的概念，纵隔的分区及其组成结构。

临床案例

案例 6-1

患者，女，5岁。2天前吃蚕豆时发生呛咳，当时有气急、呼吸困难，但无发绀。随后阵发性咳嗽，伴喉鸣音，无痰。次日发热，体温38.4℃，X线胸透提示：右主支气管内异物。医生用支气管镜插入气管，进入右主支气管见到异物，并取出1粒蚕豆。

问题思考：

为什么支气管镜在右主支气管取出蚕豆。

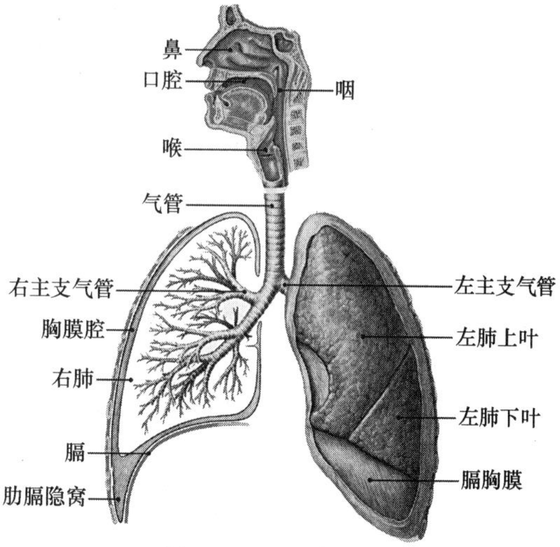

呼吸系统 respiratory system（图6-1）由呼吸道和肺组成。呼吸道是传送气体的通道，包括鼻、咽、喉、气管和主支气管。临床上常将鼻、咽、喉称为上呼吸道，将气管和主支气管称为下呼吸道；肺是气体交换的器官。

图6-1 呼吸系统概观

呼吸系统的主要功能是进行气体交换，即吸入氧气，呼出二氧化碳。此外，鼻还有嗅觉功能，喉是发音器官，咽是消化道和呼吸道共用器官。

第一节 呼 吸 道

一、鼻

鼻 nasus 由外鼻、鼻腔和鼻窦三部分组成，它既是呼吸道的起始部，又是嗅觉器官，并辅助发音。

（一）外鼻

外鼻位于面部中央，以骨和软骨作支架，外覆皮肤。外鼻上端称鼻根，中部称鼻背，下端称鼻尖，其两侧扩大称鼻翼。鼻尖和鼻翼的皮肤较厚，皮下组织发达致密，与皮肤结合较紧，含有丰富的汗腺和皮脂腺，是痤疮和疖肿好发部位。

（二）鼻腔

鼻腔 nasal cavity（图 6-2）由骨和软骨围成，内衬黏膜和皮肤。鼻腔被鼻中隔分成左、右两腔，每侧鼻腔可分为前部的鼻前庭和后部的固有鼻腔两部分。

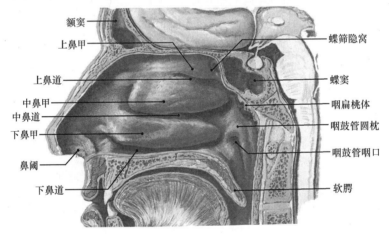

图 6-2 鼻腔外侧壁

1. 鼻前庭 nasal vestibule 由鼻翼围成，内衬皮肤，生有鼻毛，有滤过和净化空气的作用。因其缺少皮下组织，所以发生疖肿时疼痛剧烈。

2. 固有鼻腔 nasal cavity proper 为鼻腔的主要部分，由骨性鼻腔内衬黏膜而成。鼻中隔是两侧鼻腔的共同内侧壁，由犁骨、筛骨、垂直板和鼻中隔软骨被覆黏膜而成，其位置通常偏于一侧。鼻中隔前下部黏膜较薄，此区血管丰富而位置表浅，是鼻出血的常见部位，故将此区称为易出血区。鼻腔外侧壁由上而下有上、中、下三个鼻甲，各鼻甲下方的间隙分别为上、中、下鼻道。上鼻甲的后上方的凹窝称蝶筛隐窝。在上、中鼻道和蝶筛隐窝有鼻窦的开口，下鼻道有鼻泪管的开口。

鼻黏膜根据结构和功能可分为嗅区和呼吸区。嗅区位于上鼻甲以上及其相对的鼻中隔部分，活体呈淡黄色或苍白色，内含嗅细胞，具有嗅觉功能。呼吸区是嗅区以外的部分，黏膜内含有丰富的血管、黏液腺和纤毛，对吸入的空气有加温、湿润和净化的作用。

(三) 鼻窦

鼻窦 paranasal sinuses 又称鼻旁窦、副鼻窦（图6-3），由骨性鼻窦内衬以黏膜构成，对发音有共鸣作用，也能协助调节吸入空气的温度和湿度。

鼻窦包括上颌窦、额窦、筛窦和蝶窦四对。分别位于同名的颅骨内。额窦、上颌窦和筛窦前、中群开口于中鼻道；筛窦后群开口于上鼻道；蝶窦开口于蝶筛隐窝。由于鼻腔黏膜与鼻窦黏膜在各鼻窦窦口处相互延续，故鼻腔黏膜的炎症常可蔓延到鼻窦，引起鼻窦炎。上颌窦的开口通入中鼻道，由于窦口高于窦底部，故若窦内有积液时，在直立位时不易引流。

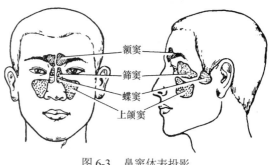

图6-3 鼻窦体表投影

二、喉

喉 larynx 既是呼吸管道，也是发音器官。喉位于颈前部中份，在舌骨下方，上通咽腔喉部，下接气管。成人喉的位置平对第4~6颈椎体。喉前方被舌骨下肌群等覆盖，后方邻接咽，两侧有甲状腺侧叶、颈部大血管和神经。喉以软骨为基础，借关节、韧带和肌肉连结而成，内衬黏膜。

(一) 喉软骨

喉软骨 laryngeal cartilages（图6-4）构成喉的支架，包括不成对的甲状软骨、环状软骨、会厌软骨和成对的杓状软骨等。

1. 甲状软骨 thyroid cartilage 最大，位于舌骨下方，由左、右两块方形软骨板组成。构成喉的前壁和外侧壁，两板的前缘融合处形成前角，它的上端向前突出，成年男子特别明显，称喉结。方形板后缘游离并向上、下方发出一对突起，称上角和下角。

2. 环状软骨 cricoid cartilage 位于甲状软骨下方，形似指环，前部低窄称环状软骨弓，后部高宽称环状软骨板。环状软骨是喉软骨中唯一完整的软骨环。

3. 会厌软骨 cartilago epiglottica 上宽下窄，形似叶状，下端借韧带连于甲状软骨上，会厌软骨被覆黏膜称会厌。

4. 杓状软骨 arytenoid cartilage 左、右各一，位于环状软骨板的上方。形似三棱锥体，尖向上，底朝下，与环状软骨板上缘构成关节。底部有两个突起，向前方的为声带突，有声韧带附着；向外侧的称肌突，有喉肌附着。

(二) 喉的连结

喉的连结有关节连结和膜性连结两种：关节包括环杓关节和环甲关节；膜性连结主要有弹性圆锥和甲状舌骨膜（图6-5）。

1. 环杓关节 cricoarytenoid joint 由杓状软骨底与环状软骨板上缘的关节面构成。杓状软骨可沿此关节的垂直轴作旋转运动，使声带突转至内侧或外侧，缩小或开大声门裂。

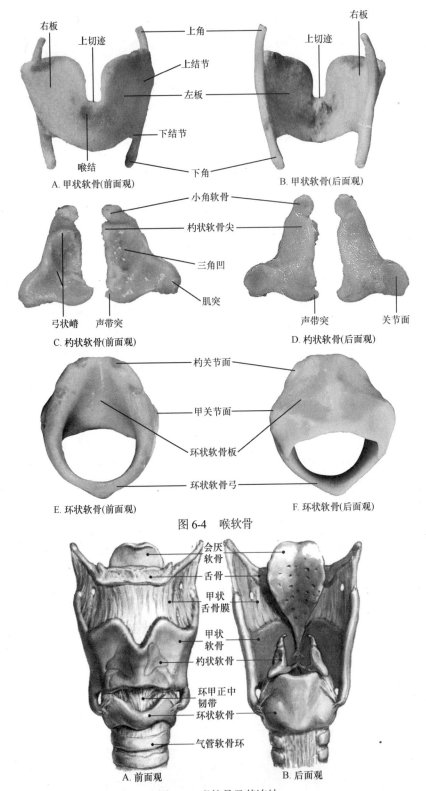

图 6-4 喉软骨

图 6-5 喉软骨及其连结

2. 环甲关节 cricothyroid joint 由甲状软骨下角和环状软骨侧方关节面构成。甲状软骨在冠状轴上可做前倾和复位的运动，使声带紧张或松弛。

3. 弹性圆锥 conus elasticus 又称环甲膜，上宽下窄，呈圆锥形的弹性纤维膜，其上缘游离增厚，紧张于甲状软骨前角与杓状软骨声带突之间，称声韧带 vocal ligament，是发音的主要结构。弹性圆锥前部较厚，位于甲状软骨下缘和环状软骨弓上缘之间，称环甲正中韧带。

（三）喉肌

喉肌 laryngeal muscle 为附着于喉软骨的骨骼肌，依其功能可分为两群：一群作用于环杓关节，可开大或缩小声门；另一群作用于环甲关节，可紧张或松弛声带，因此喉肌的运动可以控制发音的强弱和调节音调的高低。

（四）喉腔

喉腔 laryngeal cavity（图6-6）是由喉壁围成的管腔，向上经喉口与咽相通，向下通气管。喉口是喉腔的上口。喉腔中部侧壁有上、下两对黏膜皱襞，上方的一对称前庭襞 vestibular fold，活体呈粉红色，两侧前庭襞间的裂隙称为前庭裂 rima vestibuli。下方的一对称声襞 vocal fold，在活体颜色较白，声襞由声韧带、声带肌共同构成，声带具有发音功能。两侧声襞及两侧杓状软骨间的裂隙称声门裂 rima glottidis，是喉腔最狭窄的部位。发声时，呼出的气流通过声门裂，可引起声带振动，发出声音。

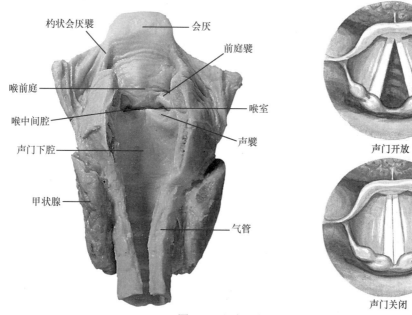

图 6-6 喉腔及声门裂

喉腔借前庭襞和声襞分为上、中、下三部分：①从喉口至前庭裂之间的部分称喉前庭。②前庭裂和声门裂之间的部分称喉中间腔，是喉腔三部分中容积最小的部位。喉中间腔向两侧突出的隐窝称喉室。③声门裂以下的部分称声门下腔。声门下腔的黏膜下组织比较疏松，炎症时易引起水肿，引起喉阻塞，导致呼吸困难。

三、气管和支气管

(一) 气管

气管 trachea 由 16~20 个 C 形的软骨环以及连接各环之间的结缔组织和平滑肌构成,其内面衬以黏膜(图 6-7)。上起环状软骨下缘,向下至胸骨角平面分为左、右主支气管,分叉处称气管杈 bifurcation of trachea。气管杈内面有一向上凸的半月状嵴,称气管隆嵴 carina of trachea,气管隆嵴是支气管镜检查的重要定位标志。

根据气管的形成和位置,气管以胸廓上口为界,分颈部和胸部。气管颈部较短,位置表浅,沿颈前正中线下行,其前面除有舌骨下肌群外,在第 2~4 气管软骨环的前面有甲状腺峡,两侧有甲状腺的侧叶及颈部的大血管,后贴食管。临床上遇急性喉阻塞时,常在第 3~5 气管软骨环处沿正中线作气管切开术。气管胸部较长,位于后纵隔内,两侧胸膜之间。前方有胸腺、左头臂静脉和主动脉弓,后方紧贴食管。

(二) 主支气管

主支气管 bronchi(图 6-7)为气管杈与肺门之间的管道,包括左、右主支气管。左主支气管较细长,走向倾斜;右主支气管较粗短,走行较陡直,因此气管异物易坠入右主支气管。

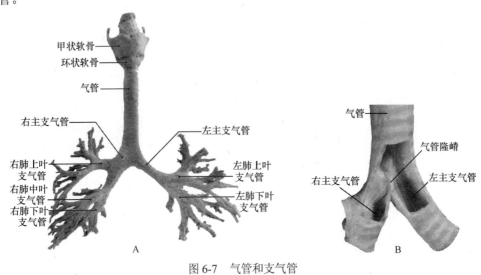

图 6-7 气管和支气管

第二节 肺

一、肺的位置和形态

肺 lung 位于胸腔内,纵隔的两侧,膈上方。右肺因膈下有肝,故较宽短;因心偏左,而致左肺狭长。肺形似半个圆锥形,有一尖一底,两面和三缘(图 6-8)。

肺尖钝圆,经胸廓上口向上突至颈根部,高出锁骨内侧 1/3 上方 2~3cm。肺底位于膈上面,又称膈面。肋面与胸廓的前、外、后壁相邻。肺的纵隔面中央凹陷,称肺门 hilum of lung，是主支气管、血管、神经和淋巴管等进出入肺之处（图6-9）。这些结构被结缔组织包绕在一起，将肺连于纵隔，称为肺根。肺前缘锐利，左肺前缘下部有心切迹。肺后缘圆钝，肺下缘锐薄。

肺被肺裂分为数叶，左肺斜裂由后上斜向前下，将左肺分为上、下叶。右肺除斜裂外，还有一条近于水平方向的水平裂，将右肺分为上、中、下叶。

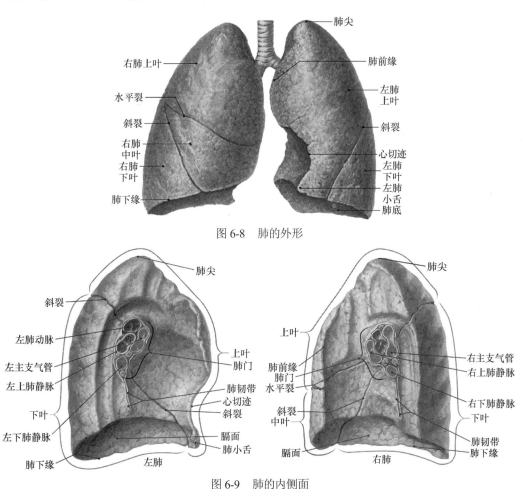

图 6-8 肺的外形

图 6-9 肺的内侧面

二、肺段支气管与肺段

在肺门处左、右主支气管分为肺叶支气管，进入相应的肺叶。右肺有上、中、下 3 个肺叶支气管，左肺有上、下 2 个肺叶支气管。肺叶支气管入肺叶后继续分出第三级支气管，即肺段支气管。支气管并在肺内反复分支，呈树枝状，称为支气管树。每一肺段支气管及其分支和它所属的肺组织构成一个支气管肺段 bronchopulmonary segment，简称肺段（图6-10）。一般将左右肺各分为 10 个肺段，临床上常以肺段为单位进行定位诊断及肺段切除术。

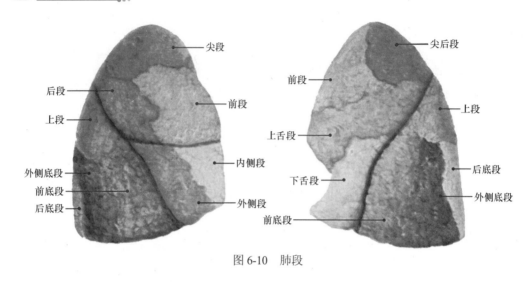

图 6-10 肺段

第三节 胸 膜

一、胸膜和胸膜腔

胸膜 pleura 是覆于胸壁内面、膈上面、纵隔两侧面和肺表面的一薄层浆膜，分为脏、壁两层（图 6-11）。脏胸膜被覆于肺的表面，并伸入肺叶间裂内。壁胸膜贴附于胸壁内面、膈上面和纵隔两侧面。胸膜腔 pleural cavity 是由脏、壁两层胸膜在肺周围所形成的一个封闭的潜在性腔隙，左右各一，互不相通。正常情况下，胸膜腔内的压力为负压，仅有少量浆液，以减轻呼吸时脏、壁胸膜间的摩擦。

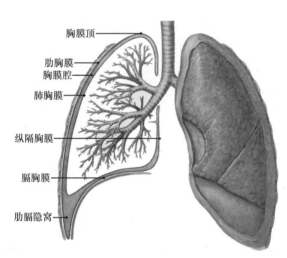

图 6-11 胸膜和胸膜腔

二、壁胸膜的分部和胸膜隐窝

壁胸膜按其所在部位可分为四部分：①胸膜顶覆盖于肺尖的上方，胸膜顶高出锁骨内侧 1/3 上方 2～3cm，针灸或作臂丛神经麻醉时，应注意胸膜顶的位置，勿穿破胸膜伤及肺尖；②肋胸膜贴附于胸壁的内面；③纵隔胸膜衬贴在纵隔的两侧面；④膈胸膜覆盖于膈的上面。

壁胸膜相互移行转折之处的胸膜腔，有一定的间隙，即使在深吸气时，肺下缘也不能伸入其间，称为胸膜隐窝。其中，最大最重要的胸膜隐窝是位于肋胸膜和膈胸膜的相互转折处的肋膈隐窝。肋膈隐窝为半环型的间隙，是胸膜腔的最低部位，当胸膜发生炎症时，渗出液首先积聚于此，该处为临床上胸腔穿刺或引流的部位，同时也是易发生粘连的部位。

三、胸膜与肺的体表投影

胸膜前界即肋胸膜和纵隔胸膜前缘之间的反折线。两侧起自胸膜顶,向内下方经胸锁关节后方至第2胸肋关节水平,两侧靠拢并沿中线垂直下行,左侧在第4胸肋关节处斜向外下,沿胸骨左缘外侧下行,至第6肋软骨处左右侧均移行于下界。

胸膜下界是肋胸膜与膈胸膜的反折线。右侧起自第6胸肋关节处,左侧起自第6肋软骨,两侧均斜向外下方,在锁骨中线处与第8肋相交,在腋中线处与第10肋相交,在肩胛线处与第11肋相交,在接近后正中线处平第12胸椎棘突高度。

(一)胸膜的体表投影

两侧胸膜顶和胸膜前界的投影(图6-12),基本与肺尖和肺的前缘一致。两侧胸膜下界的投影,比两肺下缘的投影约低2肋。

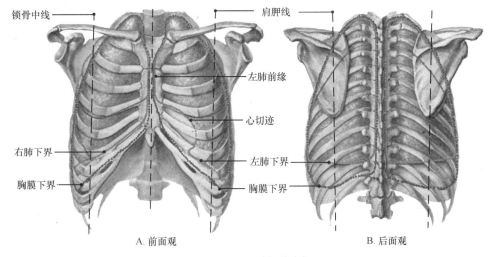

A. 前面观　　　　　　　　　B. 后面观

图6-12　胸膜和肺的体表投影

(二)肺的体表投影

两肺前缘的投影起自锁骨内侧端上方2~3cm的肺尖(图6-12),向内下方斜行,经胸锁关节后方,在第2胸肋关节水平,两侧互相靠近。右肺前缘垂直下行至第6胸肋关节处移行肺下缘;左肺前缘行至第4胸肋关节处,沿第4肋软骨向外下方,至第6肋软骨中点处移行于左肺下缘。两肺下缘投影大致相同,在锁骨中线处与第6肋相交,腋中线处与第8肋相交,肩胛线处与第10肋相交,在接近脊柱时平第10胸椎棘突。肺下缘与胸膜下界的体表投影对比见表6-1。

表6-1　肺和胸膜下界的体表投影

	锁骨中线	腋中线	肩胛线	脊柱外侧
肺	第6肋	第8肋	第10肋	第10胸椎棘突
胸膜	第8肋	第10肋	第11肋	第12胸椎棘突

第四节 纵　　隔

纵隔 mediastinum 是两侧纵隔胸膜之间的全部器官、结构和结缔组织的总称。纵隔的境界：前界为胸骨，后界为脊柱胸段，两侧界为纵隔胸膜，上界是胸廓上口，下界为膈（图6-13）。纵隔的分类方法较多，解剖学上常用四分法。即以胸骨角至第4胸椎椎体下缘的平面将纵隔分为上纵隔与下纵隔。下纵隔再以心包为界，由前向后又可分为前纵隔、中纵隔和后纵隔。前纵隔位于胸骨与心包之间，中纵隔以心包为界，后纵隔位于心包与脊柱之间。

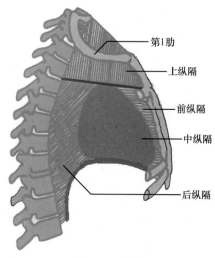

图 6-13　纵隔

 学习思考

1. 简述上呼吸道、下呼吸道的概念。
2. 简述肺的位置、形态和分叶。
3. 何为胸膜？何为肋膈隐窝？

（李　健）

第七章 泌尿系统

目的要求

掌握：肾的位置、形态、体表投影和内部结构。输尿管的行程、分部和狭窄。膀胱的位置、形态、分部。膀胱三角的位置、形态特点和临床意义。

熟悉：肾的被膜与毗邻，女性尿道的结构特点。

了解：肾的血管与肾段。

临床案例

案例 7-1

患者，男，45岁。运动后出现左侧腰腹部绞痛，阵发性加重并向会阴部和下腹部放射；伴恶心，呕吐；同时伴有肉眼血尿，无血块，无发热，无排尿困难，无尿频、尿急、尿痛。

问题思考：

该病例考虑什么疾病？如何明确诊断？

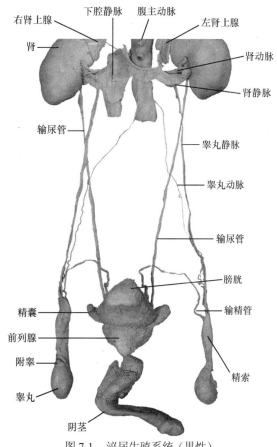

图 7-1 泌尿生殖系统（男性）

泌尿系统 urinary system 由肾、输尿管、膀胱和尿道组成（图7-1）。尿液由肾产生后，经输尿管送至膀胱暂时储存，最后经尿道排出体外。泌尿系统的功能包括：①排泄功能：尿液的生成、储存和排出；②调节功能：调节机体的体液量、电解质和酸碱平衡；③内分泌功能：肾可以分泌肾素、促红细胞生成素等。

一、肾

（一）肾的形态

肾 kidney 是一对蚕豆形的成对实质

性器官，可分为上、下两端，内、外两侧缘和前、后两面。肾的内侧缘中部凹陷称肾门 renal hilum，为肾血管、淋巴管、神经和肾盂出入的部位。肾门内连接一个较大的腔隙称为肾窦，窦内有肾血管的分支以及肾盏、肾盂等。进出肾门的结构由结缔组织包绕组成肾蒂 renal pedicle，从前向后依次为肾静脉、肾动脉、肾盂，从上到下依次为肾动脉、肾静脉、肾盂。

（二）肾的位置和毗邻

肾位于脊柱两侧，左肾上端平第12胸椎上缘高度，下端平第3腰椎上缘高度；右肾上端平第12胸椎下缘高度，下端平第3腰椎下缘高度。肾门平第1腰椎高度。双肾上端与肾上腺相连，肾后上方与肋膈窦相邻，后下方与腰大肌、腰方肌和腹横肌相邻，左肾前面和胃、空肠、脾和结肠左曲相邻；右肾前面和十二指肠、肝右叶和结肠右曲相邻。在躯干背面，竖脊肌的外侧缘与第12肋之间的交角正对肾门后面，称为肾区。某些肾疾病时，叩击或触压该区，可引起疼痛（图7-2）。

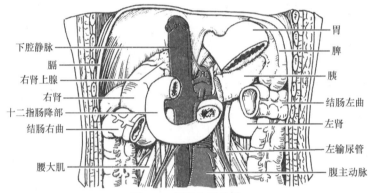

图7-2 肾的位置关系

（三）肾的内部构造

在肾的冠状切面上肾实质分为浅层的肾皮质和深层的肾髓质（图7-3）。

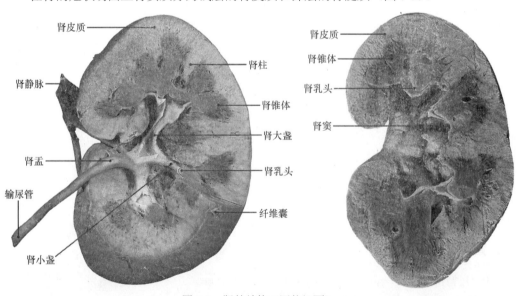

图7-3 肾的结构（冠状切面）

精索 spermatic cord 为柔软的圆索状结构，位于睾丸上端与腹股沟管深环之间，主要由输精管、睾丸血管、淋巴管、神经丛和腹膜鞘韧带等组成。

（四）附属腺体

男性的附属腺体包括前列腺、精囊腺和尿道球腺（图 8-4）。

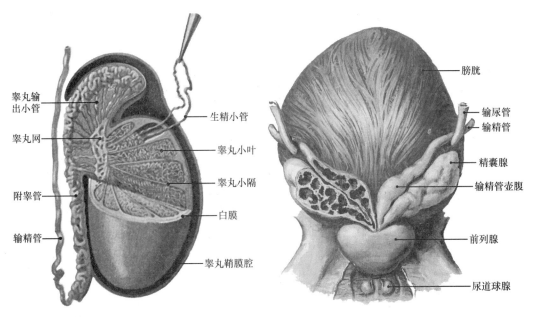

图 8-3　睾丸及附睾的结构　　　　图 8-4　前列腺、精囊腺和尿道球腺

1. 前列腺 prostate　位于膀胱颈和尿生殖膈之间，前列腺的后方紧邻直肠。前列腺呈栗子样大小，质地坚硬，上端宽大称前列腺底，下端细小称前列腺尖，底和尖之间为前列腺体。在前列腺体的后面有一被称为前列腺沟的浅沟。前列腺实质由腺组织和平滑肌构成，可分为前叶、中叶、后叶和两侧叶。老年人前列腺肥大常发生在中叶和侧叶，从而压迫尿道，引起排尿困难。后叶是前列腺肿瘤的好发部位。

2. 精囊腺　为椭圆形囊状管道，左、右各一，表面凹凸不平，位于膀胱底后方及输精管壶腹的外侧，其排泄管与输精管末端汇合成射精管。精囊的分泌物参与精液的组成。

3. 尿道球腺　呈豌豆样大小，左右各一，位于尿生殖膈内，其排泄管细长，开口于尿道球部。

二、男性外生殖器

（一）阴茎

阴茎 penis 由前至后，可分为阴茎头、阴茎体和阴茎根三部分（图 8-5）。阴茎头为阴茎前部膨大部，头的尖端有尿道外口，呈矢状位。阴茎根位于阴茎后端，固定于耻骨下支和坐骨支。头与根之间的部分为阴茎体，呈圆柱状。

一、男性内生殖器

(一) 睾丸

睾丸 testis 位于阴囊内，左右各一。其表面光滑，分内外两面、上下两端、前后两缘，其后上方紧贴的是一长索状结构称附睾（图 8-2）。表层是较厚的睾丸白膜，白膜在睾丸后缘增厚并进入睾丸内，形成睾丸纵隔，睾丸纵隔再向睾丸实质内呈放射状发出许多睾丸小隔从而将睾丸实质分成许多锥体状的睾丸小叶。睾丸小叶内是一些管径很细的弯曲的小管，称为精曲小管，男性生殖细胞即精子就是由精曲小管的上皮细胞产生的；精曲小管向后伸入睾丸纵隔内，精曲小管变直，称为精直小管；精直小管相互吻合形成睾丸网，睾丸网继续向后上方走行发出许多睾丸输出小管进入附睾头。

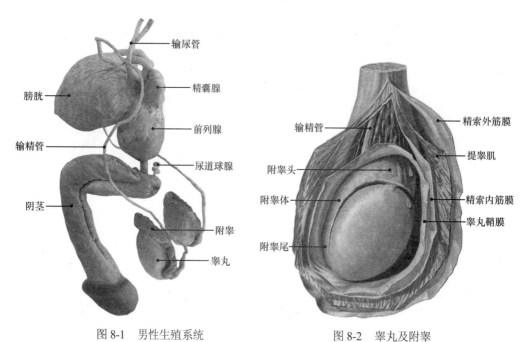

图 8-1　男性生殖系统　　　　　图 8-2　睾丸及附睾

(二) 附睾

睾丸的后上方有一长索状结构，称为附睾 epididymis。位于上端的、较为膨大的部分称为附睾头，中部扁圆称为附睾体，末端变细称为附睾尾（图 8-3）。

(三) 输精管与射精管

输精管 ductus deferens 是附睾管的直接延续，管壁较厚，肌层发达，活体触摸呈条索状。

输精管按行程可分为：①睾丸部：始于附睾尾，沿睾丸后缘上行至上端。②精索部：介于睾丸上端与腹股沟管浅环之间，此段输精管位置表浅，输精管结扎术常在此部进行。③腹股沟管部：位于腹股沟管内的部分。④盆部：始于腹股沟管深环，沿盆侧壁向后下行，经输尿管末端前方转至膀胱底的后面，在此膨大形成输精管壶腹，末端变细，与精囊腺的排泄管汇合成射精管 ejaculatory duct。射精管长约 2cm，向前下穿前列腺实质，开口于尿道的前列腺部。

第八章

生殖系统

目的要求

掌握：睾丸的位置、形态。输精管道组成，输精管的分段和行程，精索的组成和位置。阴茎的形态结构，男性尿道的特点。卵巢的位置形态及固定装置，输卵管的分部及各部的形态特点，子宫的形态、分部、位置及固定装置。

熟悉：附属腺体的位置结构功能。

了解：男性外生殖器的结构。

临床案例

案例 8-1

患者，女，42 岁。发现无痛性乳房肿块 8 个月，偶左乳头溢液。查体：左乳可触及一肿块，边界不清，活动度差；乳房皮肤呈橘皮样改变，乳头回缩，左侧腋窝淋巴结肿大。

问题思考：

试用解剖学知识解释患者的症状体征。

生殖系统 genital system 包括男性生殖系统和女性生殖系统，其功能是产生生殖细胞，繁衍后代，分泌性激素，形成和保持第二性征。男、女性生殖系统均分为内生殖器和外生殖器两部分，详见表 8-1。

表 8-1 生殖系统组成

性别	内生殖器			外生殖器
	生殖腺	生殖管道	附属腺体	
男性	睾丸	附睾、输精管、射精管、尿道	前列腺、精囊腺、尿道球腺	阴囊、阴茎
女性	卵巢	输卵管、子宫、阴道	前庭大腺	女性外阴

第一节 男性生殖系统

男性生殖系统 male genital system 由内生殖器和外生殖器两部分组成（图 8-1）。

（三）膀胱的位置与毗邻

膀胱位于盆腔前部，前方为耻骨联合，后方有精囊腺、输精管壶腹和直肠（男性），女性有子宫和阴道。腹膜仅覆盖膀胱的上方，向后延续，在男性形成直肠膀胱陷凹，在女性形成膀胱子宫陷凹。膀胱排空时，膀胱不超过耻骨联合上缘，充盈时可超过耻骨联合以上。

四、尿道

女性尿道起自于尿道内口，穿尿生殖膈，经阴道前方行向前下方，开口于阴道前庭。女性尿道较男性宽、短、直，故易引起逆行性尿路感染（图7-7）。男性尿道见男性生殖系统。

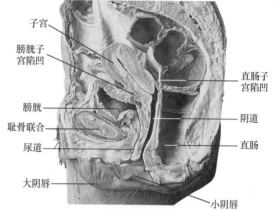

图7-7 女性盆腔正中矢状切面

 学习思考

1. 简述肾的位置、形态和结构。
2. 简述输尿管的三个生理性狭窄部位及临床意义。
3. 女性尿道有何特点？

（石 钊）

1. 肾皮质 renal cortex　位于肾实质的浅层，富有血管，新鲜标本为红褐色，肉眼观察可见密布的细小颗粒，主要由肾小体和肾小管组成。肾皮质深入到髓质肾椎体之间的部分称为肾柱 renal columns。

2. 肾髓质 renal medulla　位于肾皮质的深部，血管较少，色淡，由许多密集的肾小管组成。它们构成15～20个肾锥体 renal pyramids，肾椎体呈圆锥形，近皮质的部分宽大，尖端钝圆，突入肾小盏，称为肾乳头。肾乳头上有许多小孔，称乳头孔，为乳头管的开口。肾生成的尿液经乳头孔流入肾小盏，相邻的肾小盏汇合成2～3个较大的肾大盏。肾大盏在肾窦内合成一个漏斗状的扁囊，称为肾盂，肾盂离开肾门移行为输尿管。

（四）肾的被膜

肾的表面包有三层被膜，由内向外为纤维囊、脂肪囊和肾筋膜（图7-4）。

1. 纤维囊 fibrous capsule　紧贴于肾实质的表面，薄而坚韧，由致密结缔组织和少量弹性纤维构成。正常时纤维囊与肾实质连接疏松，易于剥离。

2. 脂肪囊 adipose capsule　又称肾床，为包在纤维囊外周的囊状脂肪组织层，对肾起弹性垫样的保护作用。

3. 肾筋膜 renal fascia　为肾被膜的最外层，由腹膜外组织移行而来的纤维膜，肾筋膜分前、后层包裹肾、肾上腺及其周围的脂肪囊。两层在肾的上方相互融合，在肾的下方两层分开，内有输尿管通过。肾筋膜向深面发出许多结缔组织小束，穿过脂肪囊连于纤维囊，对肾起固定作用。

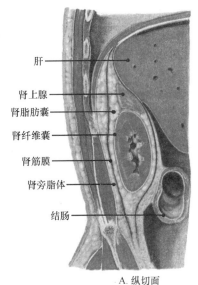
A. 纵切面

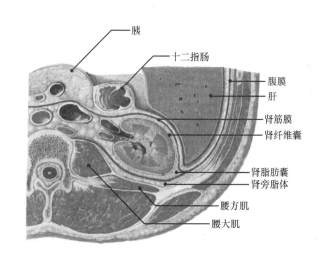
B. 横切面

图7-4　肾的被膜

二、输尿管

输尿管 ureter 自肾盂起始后，于腹膜后面，沿腰大肌前面下行，在小骨盆上口处，左输尿管越过左髂总动脉前方，右输尿管则经过右髂外动脉前方进入盆腔，再沿盆腔侧壁向前、下、内方，斜穿膀胱壁开口于膀胱。根据其行程分为三段，有三处生理性狭窄：①上狭窄位于肾盂与输尿管移行处；②中狭窄位于输尿管与髂血管交叉处；③下狭窄位于输尿管的壁内部（图7-5）。输尿管的三处狭窄是输尿管结石易嵌留的部位。

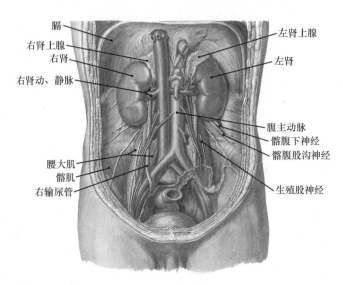

图 7-5　输尿管

三、膀胱

（一）膀胱的形态

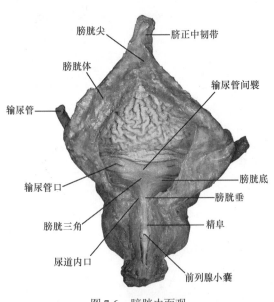

图 7-6　膀胱内面观

空虚的膀胱呈三棱锥体形，可分为膀胱尖、膀胱体、膀胱颈和膀胱底。膀胱尖朝向前上方，膀胱底朝向后下方，尖和底之间的部分为膀胱体。膀胱最下部有尿道内口，围绕尿道内口的部分为膀胱颈。

（二）膀胱内面结构

膀胱的内面被覆黏膜，与肌层连结疏松，空虚时黏膜由于肌层的收缩而形成许多皱襞，当膀胱充盈时，皱襞可消失。但在膀胱底内面，两输尿管口与尿道内口之间的三角形区域，由于缺少黏膜下层，黏膜与肌层紧密相连，无论膀胱扩张或收缩时，黏膜均保持光滑。此区称为膀胱三角（图7-6），是肿瘤、结核和炎症的好发部位，是膀胱镜检的重要区域。

性器官，可分为上、下两端，内、外两侧缘和前、后两面。肾的内侧缘中部凹陷称肾门 renal hilum，为肾血管、淋巴管、神经和肾盂出入的部位。肾门内连接一个较大的腔隙称为肾窦，窦内有肾血管的分支以及肾盏、肾盂等。进出肾门的结构由结缔组织包绕组成肾蒂 renal pedicle，从前向后依次为肾静脉、肾动脉、肾盂，从上到下依次为肾动脉、肾静脉、肾盂。

（二）肾的位置和毗邻

肾位于脊柱两侧，左肾上端平第12胸椎上缘高度，下端平第3腰椎上缘高度；右肾上端平第12胸椎下缘高度，下端平第3腰椎下缘高度。肾门平第1腰椎高度。双肾上端与肾上腺相连，肾后上方与肋膈窦相邻，后下方与腰大肌、腰方肌和腹横肌相邻，左肾前面和胃、空肠、脾和结肠左曲相邻；右肾前面和十二指肠、肝右叶和结肠右曲相邻。在躯干背面，竖脊肌的外侧缘与第12肋之间的交角正对肾门后面，称为肾区。某些肾疾病时，叩击或触压该区，可引起疼痛（图7-2）。

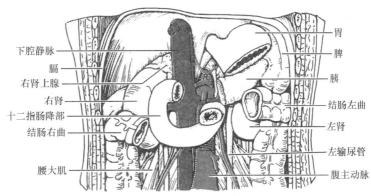

图7-2 肾的位置关系

（三）肾的内部构造

在肾的冠状切面上肾实质分为浅层的肾皮质和深层的肾髓质（图7-3）。

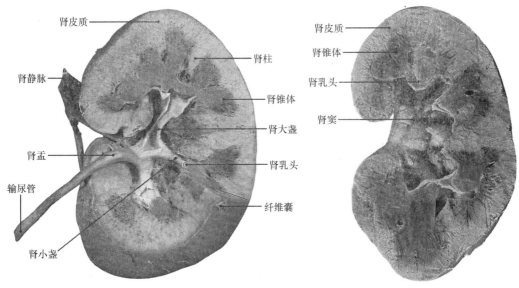

图7-3 肾的结构（冠状切面）

第七章 泌尿系统

目的要求

掌握：肾的位置、形态、体表投影和内部结构。输尿管的行程、分部和狭窄。膀胱的位置、形态、分部。膀胱三角的位置、形态特点和临床意义。

熟悉：肾的被膜与毗邻，女性尿道的结构特点。

了解：肾的血管与肾段。

临床案例

案例 7-1

患者，男，45 岁。运动后出现左侧腰腹部绞痛，阵发性加重并向会阴部和下腹部放射；伴恶心，呕吐；同时伴有肉眼血尿，无血块，无发热，无排尿困难，无尿频、尿急、尿痛。

问题思考：

该病例考虑什么疾病？如何明确诊断？

泌尿系统 urinary system 由肾、输尿管、膀胱和尿道组成（图 7-1）。尿液由肾产生后，经输尿管送至膀胱暂时储存，最后经尿道排出体外。泌尿系统的功能包括：①排泄功能：尿液的生成、储存和排出；②调节功能：调节机体的体液量、电解质和酸碱平衡；③内分泌功能：肾可以分泌肾素、促红细胞生成素等。

一、肾

（一）肾的形态

肾 kidney 是一对蚕豆形的成对实质

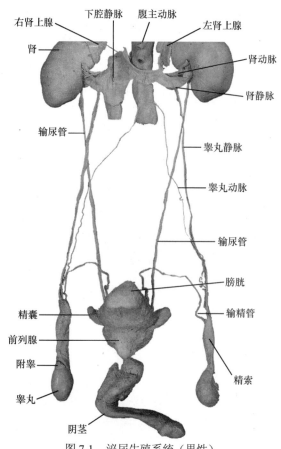

图 7-1 泌尿生殖系统（男性）

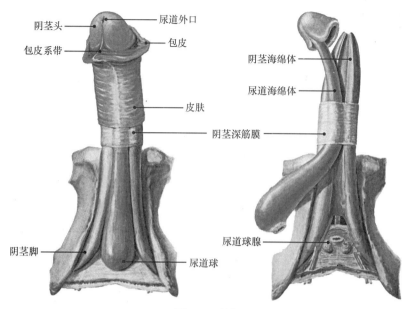

图 8-5 阴茎

阴茎由两条阴茎海绵体和一条尿道海绵体构成。阴茎海绵体为两端细的圆柱体，左、右各一，位于阴茎的背侧，构成阴茎的主体。尿道海绵体位于阴茎海绵体的腹侧，内有尿道通过。尿道海绵体前部膨大称阴茎头，后部膨大为尿道球。

每个海绵体的外面均包有一层致密的纤维膜，分别是阴茎海绵体白膜和尿道海绵体白膜（图8-6）。海绵体由许多海绵体小梁和腔隙构成，腔隙与血管相通，当腔隙充血时阴茎变粗变硬而勃起。

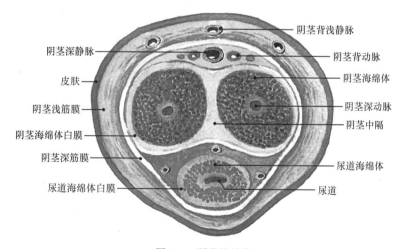

图 8-6 阴茎的结构

阴茎的三个海绵体外共同包有皮肤和浅、深筋膜。阴茎的皮肤薄而柔软，富有伸展性。在阴茎头的近侧，皮肤形成双层皱襞，称阴茎包皮，在阴茎头腹侧中线上尿道外口下方与包皮移行处，形成一条矢状位的皮肤皱襞，称包皮系带。

（二）阴囊

阴囊在阴茎的后下方，皮肤很薄，深面为肉膜；肉膜的深面由浅到深依次为由腹外斜肌腱膜延续形成的精索外筋膜、由腹内斜肌和腹横肌延续形成的提睾肌、由腹横筋膜延续形成的精索内筋膜、由腹膜构成的睾丸鞘膜。睾丸鞘膜由包被在睾丸和附睾表面的脏层和紧贴精索内筋膜的壁层构成，两层在睾丸后缘处形成一密闭的腔隙称为鞘膜腔。

三、男性尿道

男性尿道 male urethra 起自膀胱的尿道内口，止于阴茎头的尿道外口，长16~22cm，管径5~7mm，具有排尿和排精的功能。整个尿道可分为前列腺部、膜部和海绵体部。临床上称尿道前列腺部和膜部为后尿道，海绵体部为前尿道（图8-7）。

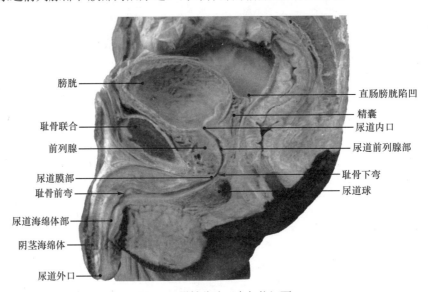

图8-7 男性盆腔正中矢状切面

（一）男性尿道的分部

1. 前列腺部 prostatic part 为尿道穿过前列腺的部分，管腔中部扩大，有射精管开口。

2. 膜部 membranous part 为尿道穿过尿生殖膈的部分，管腔狭小，其周围有尿道括约肌环绕。该肌为横纹肌，可有意识地控制排尿。膜部比较固定，当骨盆骨折或会阴骑跨伤时，易损伤此部。

3. 海绵体部 cavernous part 为尿道穿过尿道海绵体的部分，其中尿道球内部分称尿道球部，有尿道球腺开口。阴茎头内的尿道扩大成尿道舟状窝。

（二）男性尿道的狭窄、扩大与弯曲

男性尿道全长粗细不等，有三个狭窄、三个膨大和两个弯曲。三个狭窄：即尿道内口、尿道膜部和尿道外口，其中尿道外口最窄，膜部次之；三个膨大：即尿道前列腺部、尿道球部和尿道舟状窝；两个弯曲：即凹向前上方的耻骨下弯，此弯曲是固定的；凹向后下方的耻骨前弯，此弯位于海绵体部，若将阴茎向上提起，可使其变直。

第二节 女性生殖系统

女性生殖系统 female genital system 分为内生殖器和外生殖器两部分（图 8-8）。内生殖器包括生殖腺（卵巢）、生殖管道（输卵管、子宫和阴道）、附属腺体（前庭大腺）。外生殖器即女阴。

一、女性内生殖器

（一）卵巢

卵巢 ovary 是成对的扁卵圆形的实质性器官，位于小骨盆侧壁，髂内、外动脉之间的卵巢窝内，分为内、外侧面，前、后两缘和上、下两端。卵巢上端接近输卵管伞，与骨盆上口间有一腹膜皱襞，称卵巢悬韧带，内有卵巢的血管、淋巴管和神经走行。下端借卵巢固有韧带连于子宫底的两侧，前缘为系膜缘，借卵巢系膜连于子宫阔韧带的后面，此缘中部有血管、神经和淋巴管等出入，为卵巢门 hilum of ovary。卵巢的正常位置主要靠上述韧带维持。

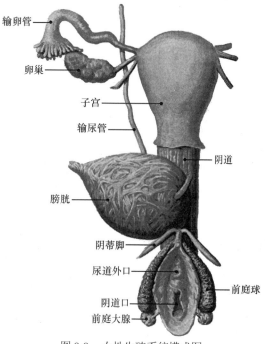

图 8-8 女性生殖系统模式图

（二）输卵管

输卵管 uterine tube 为一对输送卵子的弯曲管道，位于子宫阔韧带上缘内。外侧端游离，以输卵管腹腔口与腹膜腔相通，卵巢排出的卵由此进入输卵管。内侧端连于子宫，以输卵管子宫口通子宫腔（图 8-9）。输卵管由内向外分为四部：①子宫部 parts uterine：为位于子宫壁内的一段，以输卵管子宫口通子宫腔。②输卵管峡 isthmus tubae uterinae：为接近子宫外侧角的一段，细而直。输卵管结扎术常在此进行。③输卵管壶腹 ampulla of uterine tube：为输卵管漏斗向内侧移行部分，约占输卵管全长的 2/3，管径粗而较弯曲，为卵子受精的部位。④输卵管漏斗 infundibulum of uterine tube：是输卵管末端膨大部分，呈漏斗状。

（三）子宫

子宫 uterus 为一壁厚的肌性中空器官，是产生月经和孕育胎儿的场所，其形态、大小、位置和结构等，随年龄、月经、妊娠等影响而发生变化。

1. 子宫的形态 成年未产妇的子宫，呈倒置梨形，前后稍扁。子宫自上而下分为底、体、颈三部分（图 8-9）。两侧输卵管子宫口连线以上的圆凸部分称子宫底 fundus of uterus，中央扁平的部分为子宫体 body of uterus；下端狭窄呈圆柱状的部分为子宫颈 neck of uterus，子宫颈下端突入阴道内的部分，称子宫颈阴道部；在阴道以上的部分，称子宫颈阴道上部。

子宫颈为肿瘤的好发部位。

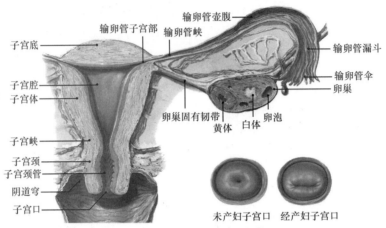

图 8-9　子宫、输卵管及卵巢

子宫内腔甚为狭窄，可分为上、下两部：上部在子宫体内，为前后略扁的倒置三角形腔隙，称为子宫腔 cavity of uterus，两端通输卵管，尖端向下通子宫颈管。下部的腔在子宫颈内，称为子宫颈管 canal of cervix of uterus。子宫颈管呈梭形，上通子宫腔，下接阴道，下口称为子宫口 orifice of uterus。未产妇的子宫口为圆形，边缘光滑整齐，而分娩以后呈横裂状。

2. 子宫位置　子宫位于盆腔的中央，介于膀胱与直肠之间，下端接阴道，两侧连有输卵管和子宫阔韧带。成人正常子宫呈前倾前屈位（图 8-10），前倾是指整个子宫向前倾斜，即子宫长轴与阴道长轴之间形成向前开放的钝角；前屈是指子宫体与子宫颈之间向前的弯曲。

3. 子宫的固定装置　维持子宫的正常位置，主要靠盆底肌的衬托和韧带的牵引。维持子宫的正常位置的韧带主要有 4 对（图 8-11）。

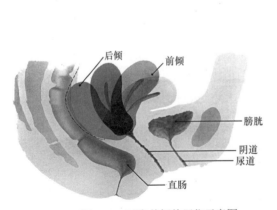

图 8-10　子宫前倾前屈位示意图

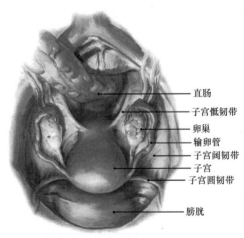

图 8-11　子宫的固定装置

（1）子宫阔韧带：是连于子宫两侧与骨盆侧壁间呈冠状位的双层腹膜皱襞，上缘游离，其内侧 2/3 内包裹输卵管，外侧 1/3 为卵巢悬韧带。子宫阔韧带主要是限制子宫向两侧移动。

（2）子宫圆韧带：是由平滑肌和结缔组织构成的圆索状结构。起自子宫前面的上外侧，输卵管子宫口下方，在阔韧带两层间向前外侧行至腹环处，穿经腹股沟管，止于大阴唇的皮下。此韧带是维持子宫前倾的主要结构。

（3）子宫主韧带：位于子宫阔韧带下部的两层间，自子宫颈阴道上部两侧连至骨盆侧壁。子宫主韧带有固定子宫颈和防止子宫下垂的作用。

（4）子宫骶韧带：起自子宫颈阴道上部后面，向后绕经直肠的两侧固定于骶骨前面。有牵引子宫颈向后上的作用，与子宫圆韧带协同维持子宫的前倾前屈位。

（四）阴道

位于盆腔中央，在子宫的下方、尿道与肛管之间的一个扁的肌性管道为阴道。阴道前壁较短，后壁较长，阴道上端宽阔，包绕子宫颈的阴道部，两者之间的环形的间隙称为阴道穹。阴道穹可分为前部、后部和两侧部。其中，阴道穹后部最深，它与直肠子宫陷凹之间仅隔以阴道后壁和腹膜，当该陷凹积血和积液时，可经此部进行穿刺或引流。

二、女性外生殖器

女性外生殖器又称女阴，包括阴阜、大阴唇、小阴唇、阴道前庭和阴蒂等。

三、乳房

乳房位于胸前壁的浅筋膜内。成年女性乳房上至第 2～3 肋，下至第 6～7 肋，内至胸骨旁线，外可至腋中线。乳头平面在第 4 肋间隙或第 5 肋。乳房中央有乳头，其顶端有输入孔。乳房由皮肤、纤维组织、脂肪和乳腺等构成。乳腺由 12～20 个乳腺叶构成，每个乳腺叶又被分隔为若干个乳腺小叶（图 8-12）。由于每个乳腺小叶都有一条输乳管向前端的乳头走行，所以输乳管是呈放射状排列的，临床上进行乳房相应手术时尽量做放射状切口以免损伤输乳管。在乳房的上部，有些呈索状的结缔组织将乳腺小叶悬于胸筋膜上或乳头及乳腺上部的皮肤上，称之为乳房悬韧带或 Cooper 韧带。

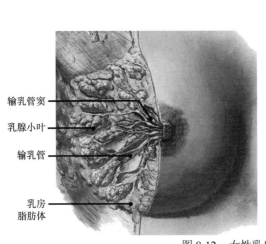
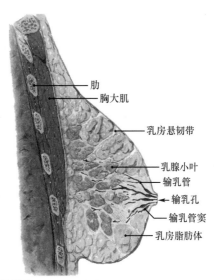

图 8-12 女性乳房的结构

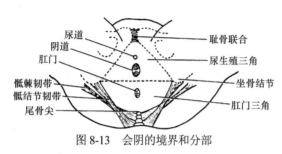

图 8-13 会阴的境界和分部

四、会阴

封闭小骨盆下口的全部软组织称为会阴。经两侧坐骨结节作一连线，可将会阴分为前方的尿生殖三角和后方的肛门三角（图 8-13）。在肛门前方有纤维性和肌性组织构成的会阴中心腱。

 学习思考

1. 简述男性生殖系统和女性生殖系统的组成。
2. 简述精子的产生部位和排泄途径。
3. 简述子宫的位置及其固定装置。

（石　钊）

第九章

腹 膜

目的要求

掌握：腹膜和腹膜腔的概念，腹膜与腹、盆腔脏器的关系，腹膜形成的结构。
熟悉：小网膜的位置与分部，大网膜的位置与构成，网膜囊和网膜孔的位置。
了解：各系膜的名称、位置，肝、脾、胃的韧带名称和位置。

临床案例

案例 9-1
患者，男，40岁。饭后突然出现恶心、呕吐，上腹部绞痛并向腰部放射，疼痛阵发性加重，弯腰或前倾位时可使腹痛减轻。逐渐出现右下腹疼痛，检查患者有右下腹压痛、反跳痛，腹肌紧张，血象示白细胞增高，腹部透视膈下可见游离气体。
问题思考：
该病例的诊断是什么？

一、腹膜与腹膜腔的概念

腹膜 peritoneum 是一层薄而光滑的浆膜，由间皮及少量结缔组织构成。衬于腹、盆壁内表面的部分，称壁腹膜 parietal peritoneum。覆盖于腹、盆腔脏器表面的部分，称脏腹膜 visceral peritoneum。壁、脏腹膜相互移行，共同围成不规则的潜在腔隙，称腹膜腔 peritoneal cavity（图9-1）。

二、腹膜的功能

腹膜有分泌、吸收、保护、修复和固定等功能。正常情况下，腹膜产生少量浆液，起润滑和减少脏器间摩擦的作用。腹膜能吸收腹膜腔内的液体和空气等，腹上部腹膜的吸收力较下部强，所以腹膜炎症或手术后的病人多取半卧位，以减缓腹膜对有害物质的吸收。腹膜和腹膜腔内浆液中含有大量巨噬细胞，有防御功能。腹膜具有很强的修复和再生能力，腹膜所形成的韧带、系膜等结构还

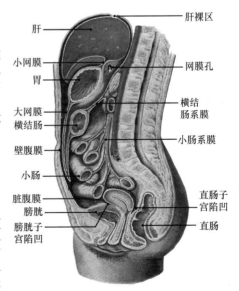

图9-1 女性腹膜腔矢状切面

有固定和支持脏器的作用。

三、腹膜与脏器的关系

根据腹、盆腔脏器被腹膜覆盖范围的大小，腹、盆腔脏器可以分为三类：即腹膜内位器官、腹膜间位器官和腹膜外位器官，详见表9-1和图9-2。

表9-1 腹膜与脏器的关系

类型	概念	所含器官
腹膜内位器官	器官表面几乎全被腹膜包裹，器官移动性大	胃、十二指肠上部、空肠、回肠、盲肠、阑尾、横结肠、乙状结肠、脾、卵巢和输卵管等
腹膜间位器官	器官表面大部分被腹膜包被，其位置较固定	肝、胆囊、升结肠、降结肠、直肠上段、子宫和充盈的膀胱等
腹膜外位器官	器官仅一面或小部分被腹膜覆盖，其位置固定	十二指肠降部和水平部、直肠中下部、胰、肾、肾上腺、输尿管和空虚的膀胱等

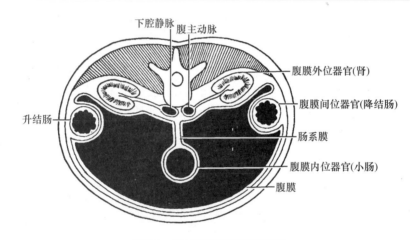

图9-2 通过腹膜腔下部横断面

四、腹膜形成的结构

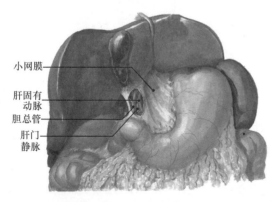

图9-3 小网膜

（一）网膜

网膜 omentum 是连于胃小弯和胃大弯的双层结构，包括小网膜和大网膜。

1. 小网膜 lesser omentum 是连于肝门和胃小弯及十二指肠上部之间的双层腹膜结构，肝门和胃小弯之间的部分称肝胃韧带；肝门与十二指肠上部之间的部分称肝十二指肠韧带（图9-3）。后者的右缘游离，其内含有胆总管、肝固有动脉和门静脉等。肝十二指肠韧带的后方为网膜孔，是网膜囊与腹膜腔的唯一通道。

2. 大网膜 greater omentum 是连于胃大弯与横结肠间的四层腹膜结构，呈围裙状（图9-4）。大网膜的前两层是由覆盖胃前、后壁的脏腹膜自胃大弯下缘下垂而成，当下垂至腹下部后转折向上形成后两层，并向上包裹横结肠，移行为横结肠系膜，与腹后壁的腹膜相续。

3. 网膜囊 omental bursa 是位于小网膜和胃后方与腹后壁腹膜间的扁窄间隙，又称小腹膜腔。当胃后壁穿孔时，胃内容物常聚集在此囊。

（二）系膜

系膜 mesentery 是指将肠管连至腹壁的双层腹膜结构，包括肠系膜、阑尾系膜、横结肠系膜和乙状结肠系膜等（图9-5）。

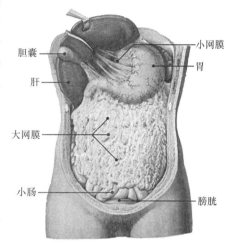

图9-4 大网膜

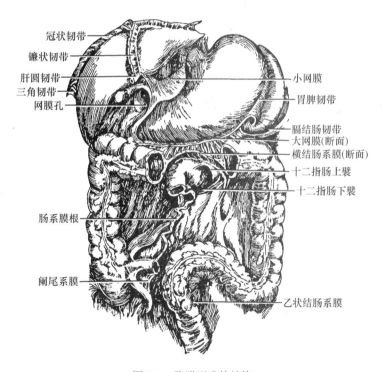

图9-5 腹膜形成的结构

1. 肠系膜 mesentery 呈扇形，将空、回肠连于腹后壁的双层腹膜结构。向后附着于腹后壁的部分称肠系膜根，长约15cm，起自第2腰椎左侧斜向后下方，止于右骶髂关节前方。

2. 阑尾系膜 mesoappendix 是阑尾与回肠末端间的三角形双层腹膜结构，其游离缘内有阑尾血管走行。

3. 横结肠系膜 transverse mesocolon 是横结肠与腹后壁间的双层腹膜结构。系膜内含有横结肠的血管、神经、淋巴管和淋巴结等。

4．乙状结肠系膜 sigmoid mesocolon 是乙状结肠与盆壁间的双层腹膜结构。该系膜较长，故乙状结肠活动性较大，易发生肠扭转。系膜内含乙状结肠血管、直肠上血管、淋巴管、淋巴结和神经。

（三）韧带

韧带是连于腹壁与器官之间或连于相邻器官之间的腹膜结构，对器官有固定作用。

1．肝的韧带 有肝胃韧带、肝十二指肠韧带、镰状韧带、冠状韧带和三角韧带。

2．脾的韧带 主要有胃脾韧带和脾肾韧带。

（四）陷凹

陷凹 pouch 是腹膜腔在器官之间形成的大而恒定的腹膜间隙，主要位于盆腔内。男性在膀胱与直肠之间有直肠膀胱陷凹。女性在子宫与膀胱间有膀胱子宫陷凹；直肠与子宫间有直肠子宫陷凹，该陷窝较深，与阴道穹后部间仅隔一薄层的阴道后壁，当女性盆腔积液或积脓时，可经阴道穹后部穿刺抽取积液以便诊断和治疗。

学习思考

1．简述腹膜形成的结构。
2．试比较男性腹膜腔与女性腹膜腔的区别。

（李　健）

第三篇 脉管系统

脉管系统是人体内封闭的管道系统,包括心血管系统和淋巴系统。心血管系统由心、动脉、毛细血管和静脉组成,其内有血液流动。淋巴系统由淋巴管道、淋巴器官和淋巴组织组成,淋巴沿淋巴管道向心流动,最后注入静脉。

脉管系统的主要功能是将消化器官吸收的营养物质和肺吸入的氧气输送到全身各器官、组织和细胞,供其进行新陈代谢;同时又将各器官、组织和细胞的代谢产物,如 CO_2 及尿素等运送至肺、肾和皮肤等器官排出体外,以保证人体新陈代谢的正常进行。此外,内分泌腺所分泌的激素也借脉管系统输送至相应的靶器官,以调节其生理功能。淋巴系统的淋巴器官和淋巴组织产生淋巴细胞和抗体,参与机体的免疫反应,构成机体重要的免疫防御体系。

第十章 心血管系统

目的要求

掌握：脉管系统的组成、体循环及肺循环的概念。心的位置、外形及各心腔的形态结构。房间隔、室间隔的结构特点。心的传导系统的组成。左右冠状动脉的起始、分支及分布。心包的构成。主动脉的起止、行程、分部及主要分支。腹主动脉不成对的脏支的分支、分布。颈总动脉和上、下肢的起止、行程和分支。上、下腔静脉的组成及其重要属支。四肢的浅静脉。门静脉的组成、属支及收集范围。

熟悉：冠状窦的位置及主要属支，掌浅弓和掌深弓的组成、分布和体表投影。

了解：心的纤维支架，头、颈、四肢的动脉搏动点及常用止血点。

临床案例

案例 10-1

患者，男，65岁。因胸前区闷痛不适，反复发作1个月余入院。6周前晚餐后突发剑突下疼痛、闷胀，左臂内侧酸痛，20分钟左右自行缓解。发作时出现心慌、出汗、全身乏力、气喘等症状。以后又多次发作，均在进餐后及体力劳动后出现。查体：血压160/85mmHg，心率85次/分。

问题思考：

试用解剖学知识解释患者的发病原因及症状。

第一节 总 论

一、心血管的组成

心是心血管系统的动力器官。心被房间隔和室间隔分为左、右心房和左、右心室4个腔。心室发出动脉，心房接收静脉。动脉：运送血液离心的管道。静脉：引导血液回心的管道。毛细血管：是连于动、静脉末梢之间的管道，是血液和血管外的组织液之间进行物质交换和气体交换的场所。

二、血液循环途径

血液自心室射出，经过各级动脉分支于毛细血管，再经过各级静脉汇合后返回心房，

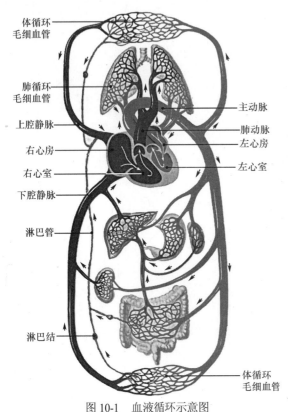

图 10-1 血液循环示意图

这一过程称为血液循环。血液循环包括互相衔接的体循环和肺循环（图 10-1）。

（一）体循环（大循环）

左心室→主动脉→各级分支→全身毛细血管（在此处进行物质交换）→各级静脉→上、下腔静脉及冠状窦→右心房。

（二）肺循环（小循环）

右心室→肺动脉→各级分支→肺泡壁的毛细血管（在此处进行气体交换）→肺静脉→左心房。

三、血管吻合及其功能意义

血管之间的吻合非常广泛，在动脉与动脉之间、静脉与静脉之间、动脉与静脉之间，借血管支（吻合支或交通支）彼此相连，称血管吻合 vascular anastomosis（图 10-2）。

（一）动脉间吻合

动脉与动脉之间的吻合，包括动脉弓、动脉网、交通支等形式。其作用是缩短循环时间，调节血流量。

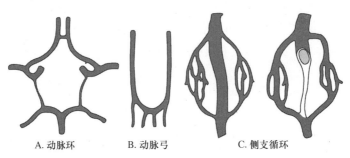

图 10-2 血管吻合和侧支循环示意图

（二）静脉间吻合

静脉与静脉之间的吻合，包括静脉网、静脉弓、静脉丛等形式，作用是保证脏器的血流通畅。

（三）动静脉吻合

小动、静脉间借血管支直接相连，缩短循环途径，调节局部血流量。

（四）侧支吻合

动脉主干在行程中发出的侧副支彼此吻合，当主干阻塞时通过侧支建立的循环称为侧支循环，使血管受阻区的血液供应得到不同程度的代偿和恢复。

第二节　心

一、心的位置和外形

（一）心的位置

心位于胸腔中纵隔内，约 2/3 位于正中线左侧，1/3 位于正中线的右侧（图 10-3）。心尖朝向左前下方，心底朝向右后上方。

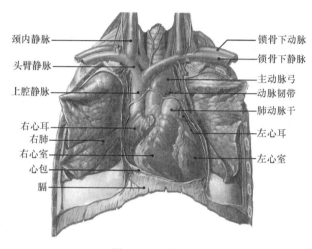

图 10-3　心的位置

（二）心的外形

心近似倒置、前后略扁的圆锥形（图 10-4）。心可分为一尖、一底、两面、三缘、三条沟，见表 10-1。

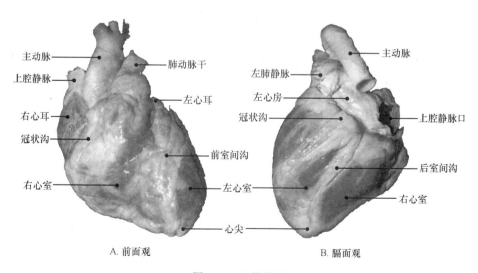

图 10-4　心的外形

人体解剖学

表 10-1　心的形态

心的外形		构成	位置
心尖		由左心室构成	朝向左前下方,位置平对左侧第 5 肋间隙、锁骨中线内侧 1~2cm
心底		大部分由左心房构成,小部分由右心房构成	朝向右后上方,有出入心脏的大血管
两面	胸肋面	大部分由右心房和右心室构成,小部分由左心耳和左心室构成	朝向前上方
	膈面	大部分由左心室构成,小部分由右心室构成	朝向后下方
三缘	左缘	大部分由左心室构成,小部分由左心耳构成	斜向左下方
	右缘	由右心房构成	近垂直位
	下缘	由右心室和心尖构成	近水平位
三沟	冠状沟		近心底处的环形沟,为心房和心室在心表面的分界线
	前室间沟		在心胸肋面,为左、右心室在前面的分界线
	后室间沟		在心的膈面,左、右心室在心膈面的分界线

二、心腔

心被房间隔和室间隔分为左、右两半心,左、右半心各又分成心房和心室,共 4 个腔,即左、右心房和左、右心室。同侧的心房和心室之间借房室口相通。右半心容纳静脉血,左半心容纳动脉血。各心腔内的结构及比较见表 10-2。

表 10-2　心腔内的结构及比较

心腔	入口及瓣膜	出口及瓣膜	分部	其他
右心房	上腔静脉口		固有心房	界嵴、卵圆窝
	下腔静脉口	右房室口	腔静脉窦	梳状肌、右心耳
	冠状窦口			
右心室	右房室口	肺动脉口	流入道	腱索、乳头肌
		肺动脉瓣	流出道	肉柱、节制索
左心房	肺静脉口	左房室口		左心耳、梳状肌
左心室	左房室口	主动脉口	流入道	腱索、乳头肌
	二尖瓣	主动脉瓣	流出道	肉柱、主动脉窦

三、心的构造

(一) 心壁

心壁由心内膜、心肌层和心外膜构成。

1. **心内膜**　覆盖于心腔内面,与大血管内膜延续。心内膜折叠形成心瓣膜。
2. **心肌层**　即心房肌和心室肌,彼此不延续,分别附着于心的纤维性支架上。
3. **心外膜**　为浆膜性心包的脏层。

(二) 心间隔

1. **房间隔 interatrial septum**　位于左、右心房之间,较薄,由心内膜、结缔组织和少量心肌构成，卵圆窝处最薄。

2. 室间隔 interventricular septum 位于左、右心室之间，分为肌部和膜部，肌部较厚，位于室间隔下部，大部分由心内膜和心肌构成。室间隔上部靠近主动脉口下方，有一卵圆形的较薄部分，缺乏肌质，称为膜部，是室间隔缺损的好发部位。

（三）心纤维支架（心纤维骨骼）

位置：位于左、右房室口及主动脉口、肺动脉口周围。

组成：二尖瓣环、三尖瓣环、主动脉环和肺动脉环及左、右纤维三角。是心房肌、心室肌和瓣膜的附着处（图10-5）。

四、心的传导系统

构成：由特殊分化的心肌细胞构成。

组成：窦房结、房室结、房室束和左、右束支及浦肯野纤维网（图10-6）。窦房结是心的正常起搏点。

功能：产生兴奋，传导冲动，维持心正常的节律性搏动。

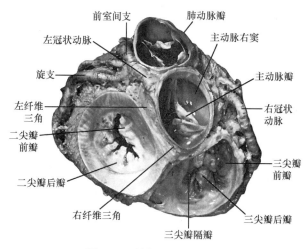

图10-5 纤维环和纤维三角

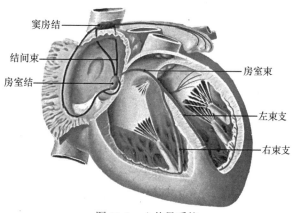

图10-6 心传导系统

五、心的血管

(一) 心的动脉

心的动脉主要来自左、右冠状动脉（图10-7）。其分支、分布情况见表10-3。

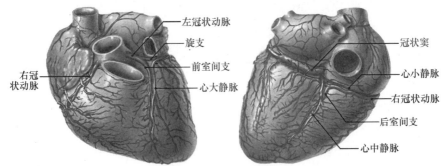

图10-7 冠状动脉及其分支

表10-3 冠状动脉分支、走行及分布

名称	起源	分支	走行	分布
左冠状动脉	主动脉左窦	前室间支	沿前室间沟下行	左心室前壁、部分右心室前壁、室间隔前2/3部
		旋支	沿冠状沟向左走行，绕过心左缘至膈面	左心房、左心室左侧壁和膈面
右冠状动脉	主动脉右窦	后室间支	沿后室间沟下行	右心房、右心室、室间隔后1/3部
		左室后支	至房室交点处左行	左心室膈面

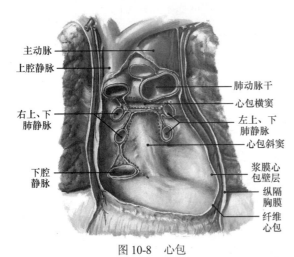

图10-8 心包

(二) 心的静脉

心的静脉绝大部分汇入冠状窦，经冠状窦口注入右心房。主要有心大静脉、心中静脉和心小静脉。

六、心包

心包为包裹心和大血管根部的锥形纤维浆膜囊，分为纤维心包和浆膜心包（图10-8）。

(一) 纤维心包

纤维心包是一个坚韧的结缔组织囊，向上与出入心的大血管的外膜相移行，向下附着于膈中心腱。

(二) 浆膜心包

位置：包裹在心和出入心大血管根部的纤维浆膜囊。

分部：纤维心包为坚韧的结缔组织囊，与大血管外膜相移行。浆膜心包分为：①壁层贴在纤维性心包内面；②脏层被覆在心肌表面，即心外膜。

心包腔：脏、壁两层在出入心的大血管根部相互移行，两层围成的潜在性腔隙，内含少量浆液，起润滑作用。

第三节 动　　脉

全身的动脉可分为肺循环的动脉和体循环的动脉。

一、肺循环的动脉

肺动脉干：起于右心室，越过升主动脉的前方斜行向左后上方，至主动脉弓下方分为左、右肺动脉。

左肺动脉：较短，分 2 支进入左肺上、下叶。

右肺动脉：较长，分 3 支进入右肺上、中、下叶。

动脉韧带：在肺动脉干分杈处稍左侧与主动脉弓下缘之间的一结缔组织索，是胚胎时期动脉导管闭锁后的遗迹。

二、体循环的动脉

体循环的动脉主干是主动脉，主动脉起自左心室，根据其行程可分为升主动脉、主动脉弓、降主动脉（图10-9）。降主动脉以膈为界，分为胸主动脉和腹主动脉。

升主动脉：起始处发出左、右冠状动脉。

主动脉弓：从主动脉弓的凸侧，自右向左依次发出 3 条大动脉，即头臂干、左颈总动脉和左锁骨下动脉。头臂干分为右颈总动脉和右锁骨下动脉。

降主动脉：自第 4 胸椎下缘左侧沿脊柱下降，至第 4 腰椎椎体下缘前方分为左、右髂总动脉。

（一）头颈部的动脉

1. 颈总动脉　左侧起于主动脉弓，右侧起于头臂干。颈总动脉经胸锁关节后方，沿气管、食管和喉的两侧上行，至甲状软骨上缘平面分为颈内动脉和颈外动脉（图 10-10）。

2. 颈外动脉　自颈总动脉分出，上行穿腮腺至下颌颈处分为颞浅动脉和上颌动脉。颈外动脉的起止、行程及分布范围见表 10-4。

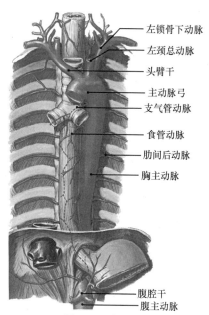

图 10-9　主动脉

表 10-4　颈外动脉的分支、分布

名称	发出部位	分布
甲状腺上动脉	颈外动脉的起始处	甲状腺上部、喉
舌动脉	平下颌角高度发出	舌、舌下腺、腭扁桃体

续表

名称	发出部位	分布
面动脉	舌动脉稍上方	咽、腭扁桃体、下颌下腺、面部软组织
颞浅动脉	平下颌颈深面	腮腺及颞、额、顶部软组织
上颌动脉	平下颌颈深面	硬脑膜、鼻腔、腭、颞下颌关节、牙和咀嚼肌等

3. 颈内动脉 起始后上行至颅底，穿颈动脉管进入颅腔，分布于脑和视器。

4. 锁骨下动脉 左侧起于主动脉弓，右侧起于头臂干。经胸锁关节后方，斜向外至颈根部呈弓状经胸膜顶前方，穿斜角肌间隙，至第1肋外缘续腋动脉。主要分支有椎动脉、胸廓内动脉和甲状颈干等（图10-11）。分支分布于脑、颈、肩和胸壁等处。

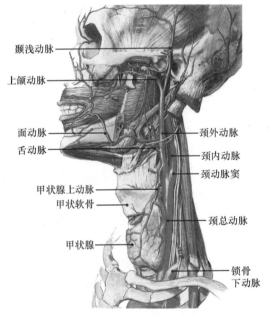

图 10-10 颈总动脉和颈外动脉

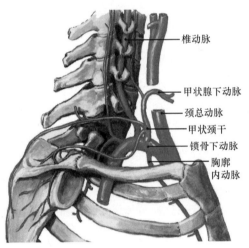

图 10-11 锁骨下动脉及其分支

（二）上肢的动脉

上肢的动脉的来源、走行、主要分支与分布见表10-5、图10-12和图10-13。

表 10-5 上肢的动脉来源、走行及分支与分布

名称	来源	走行	分支	分布
腋动脉	在第1肋外缘处续于锁骨下动脉	行于腋窝深部，至大圆肌下缘移行为肱动脉	胸肩峰动脉、胸外侧动脉、肩胛下动脉、旋肱后动脉	胸部、肩关节、三角肌
肱动脉	在大圆肌下缘与腋动脉相续	沿肱二头肌内侧缘下行至肘窝	肱深动脉	肱三头肌、肱骨、肘关节
桡动脉	在桡骨颈平面起自肱动脉	经肱桡肌内侧向下绕	掌浅支、拇主要动脉	拇指掌面两侧缘、示指桡侧缘
尺动脉	在桡骨颈平面起自肱动脉	在尺侧腕屈肌于指浅屈肌之间下行	骨间总动脉 掌深支	前臂肌、尺骨、桡骨

续表

名称	来源	走行	分支	分布
掌浅弓	由尺动脉的末端和桡动脉的掌浅支吻合而成	掌腱膜深面	指掌侧总动脉 小指尺掌侧动脉	2~5指相对缘、小指掌面尺侧缘
掌深弓	由桡动脉末端和尺动脉的掌深支吻合形成	位于深指肌腱深面	掌心动脉	注入指掌侧总动脉

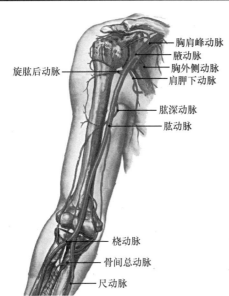

图 10-12 腋动脉及其分支

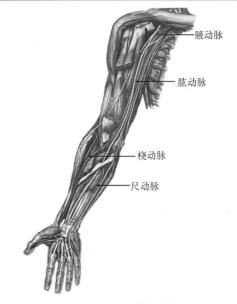

图 10-13 上肢的动脉

(三) 胸部的动脉

胸部的动脉位于胸腔后纵隔内,是胸部的动脉主干,分为壁支和脏支。壁支有肋间后动脉和肋下动脉,分支分布于脊髓、背肌、胸壁和腹壁。脏支主要有支气管支、食管支和心包支,分布于同名器官。

(四) 腹主动脉

腹主动脉是腹部的动脉主干,分支有壁支和脏支,分布于腹壁和腹腔脏器(图10-14)。

1. 壁支 腰动脉、膈下动脉和骶正中动脉,分布于腹盆腔后壁、膈、肾上腺、脊髓及其被膜等。

2. 脏支 包括成对脏支和不成对脏支。

(1) 成对的脏支

肾上腺中动脉:分布于肾上腺。

肾动脉:平第1~2腰椎椎间盘高度起于腹主动脉,横行向外至肾门入肾。

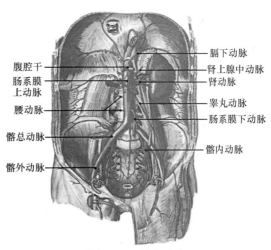

图 10-14 腹主动脉

睾丸动脉：分布于睾丸和附睾。

卵巢动脉：分布于卵巢和输卵管壶腹部。

（2）不成对的脏支：分布于腹腔不成对的器官，包括腹腔干、肠系膜上动脉和肠系膜下动脉（图10-15～图10-17）。其主要分支、分布情况见表10-6。

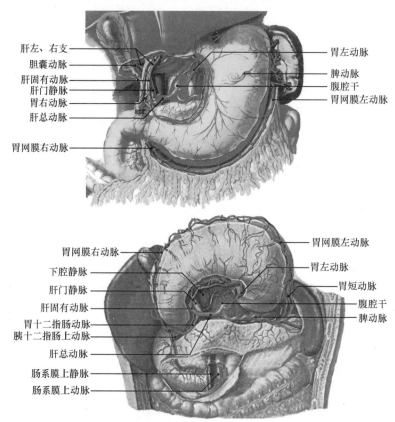

图10-15　腹腔干及其分支

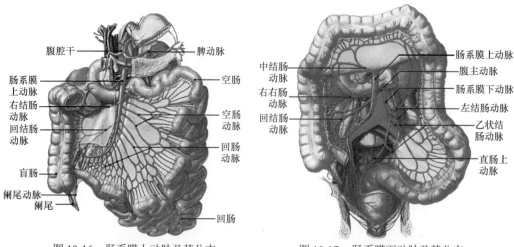

图10-16　肠系膜上动脉及其分支　　　　图10-17　肠系膜下动脉及其分支

表 10-6　腹腔干不成对脏支的分支、分布

主干	各级分支				分布
腹腔干	胃左动脉				食管腹段、胃支布于胃贲门和胃小弯附近的胃体
腹腔干	肝总动脉	肝固有动脉	胃右动脉		胃小弯和胆囊
腹腔干	肝总动脉	肝固有动脉	肝右支	胆囊动脉	
腹腔干	肝总动脉	肝固有动脉	肝左支		
腹腔干	肝总动脉	胃十二指肠动脉	胃网膜右动脉		胃大弯的胃壁、大网膜、胰头和十二指肠
腹腔干	肝总动脉	胃十二指肠动脉	胰十二指肠上动脉		
腹腔干	脾动脉	脾支			胰、脾、胃壁和大网膜
腹腔干	脾动脉	胰支			胰、脾、胃壁和大网膜
腹腔干	脾动脉	胃短动脉			胰、脾、胃壁和大网膜
腹腔干	脾动脉	胃网膜左动脉			胰、脾、胃壁和大网膜
肠系膜上动脉	空、回肠动脉				胰、十二指肠、空肠、回肠、结肠左曲以上的大肠、阑尾等
肠系膜上动脉	中结肠动脉				胰、十二指肠、空肠、回肠、结肠左曲以上的大肠、阑尾等
肠系膜上动脉	右结肠动脉				胰、十二指肠、空肠、回肠、结肠左曲以上的大肠、阑尾等
肠系膜上动脉	回结肠动脉	阑尾动脉			胰、十二指肠、空肠、回肠、结肠左曲以上的大肠、阑尾等
肠系膜下动脉	左结肠动脉				降结肠、乙状结肠、直肠上部
肠系膜下动脉	乙状结肠动脉				降结肠、乙状结肠、直肠上部
肠系膜下动脉	直肠上动脉				降结肠、乙状结肠、直肠上部

(五) 盆部的动脉

髂总动脉：平第 4 腰椎下缘自腹主动脉发出，至骶髂关节前方分为髂内动脉、髂外动脉。

髂内动脉：沿盆腔侧壁下行，发出脏支和壁支，分布于盆部和会阴部（图 10-18）。壁支有闭孔动脉、臀上动脉、臀下动脉。脏支有脐动脉、膀胱下动脉、直肠下动脉、子宫动脉、阴部内动脉。

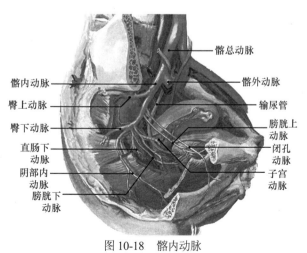

图 10-18　髂内动脉

（六）下肢的动脉

下肢的动脉的来源、走行、主要分支与分布见表 10-7 和图 10-19～图 10-21。

表 10-7　下肢的动脉

名称	来源	走行	分支	分布
股动脉	续于髂外动脉	向下穿收肌腱裂孔进入腘窝	股深动脉	营养大腿肌和髋关节
腘动脉	续于股动脉	在腘窝中线深部向下直行	胫前动脉和胫后动脉	膝关节和附近组织
胫前动脉	自腘动脉发出	穿小腿骨间膜至小腿前群肌深面下行	至踝关节前方移行为足背动脉	小腿前群肌、足背
胫后动脉	自腘动脉发出	在小腿后群肌浅、深层之间下行	腓动脉，足底内侧动脉，足底外侧动脉	小腿后群肌肉、足底结构

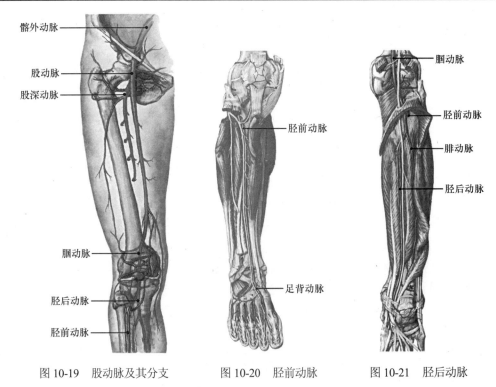

图 10-19　股动脉及其分支　　图 10-20　胫前动脉　　图 10-21　胫后动脉

第四节　静　脉

静脉是运送血液回心的血管，包括肺循环的静脉和体循环的静脉。

一、肺循环的静脉

肺循环的静脉每侧各 2 条，分别称左肺上、下静脉，右肺上、下静脉，注入左心房。

二、体循环的静脉

体循环的静脉分为上腔静脉系、下腔静脉系和心静脉系（图 10-22）。上腔静脉系由上腔静脉及其属支组成，收集头颈部、上肢、胸部（心除外）和部分上腹壁的静脉血。下腔静系由下腔静脉及其属支组成，收集盆部、腹部和下肢的静脉血。心静脉系收集心的静脉血。

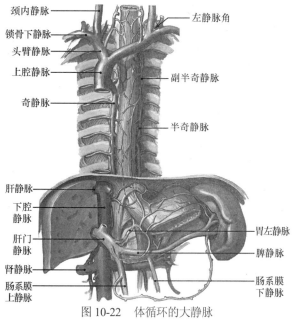

图 10-22　体循环的大静脉

（一）上腔静脉

组成：由左、右头臂静脉在右侧第 1 胸肋结合处后方汇合而成。

主要属支：头臂静脉又称无名静脉，由同侧的颈内静脉和锁骨下静脉在胸锁关节的后方汇合而成。汇合处的夹角称静脉角，是淋巴导管注入静脉的部位。

1. 头颈部的静脉

颈内静脉：在颅底颈静脉孔处与乙状窦相续，伴颈内动脉和颈总动脉下行，至胸锁关节后方与锁骨下静脉汇合成头臂静脉（图 10-23）。

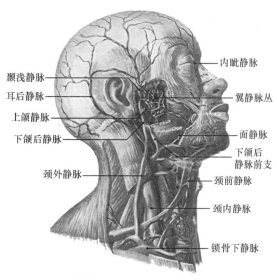

图 10-23　头颈部的静脉

面静脉：起自内眦静脉，与面动脉伴行，收集面前部软组织的静脉血，无静脉瓣。

危险三角：鼻根至两侧口角间的三角区，面静脉经眼静脉和翼静脉丛与颅内海绵窦相连通。该区域发生化脓感染时，若处理不当（如挤压等），可导致颅内感染。

颈外静脉：由下颌后静脉的后支、耳后静脉和枕静脉汇合而成，沿胸锁乳突肌浅面向后下行，注入锁骨下静脉。

锁骨下静脉是腋静脉的延续，在胸锁关节后方与颈内静脉会合成头臂静脉。

2. 上肢的静脉　　上肢深静脉与同名动脉伴行；上肢浅静脉的起始、走行注入部位见表10-8和图10-24。

表10-8　上肢的浅静脉

名称	起始部位	走行	注入部位
头静脉	手背静脉网的桡侧	经前臂桡侧、肘部前面上行；经三角肌胸大肌间沟至锁骨下窝	腋静脉或锁骨下静脉
贵要静脉	手背静脉网的尺侧	经前臂前面尺侧上行；至肘窝处与肘正中静脉汇合；沿肱二头肌内侧缘继续上行至臂部中点	肱静脉或腋静脉
肘正中静脉		连接头静脉与贵要静脉之间	

3. 胸部的静脉　　主干为奇静脉，主要属支有半奇静脉、副半奇静脉、椎静脉丛等。

（二）下腔静脉

组成：由左、右髂总静脉汇合而成，穿膈的腔静脉孔到达胸腔，注入右心房。

主要属支：髂总静脉由髂内静脉和髂外静脉在骶髂关节的前方汇合而成（图10-25）。

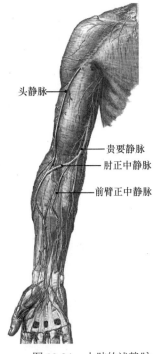

图10-24　上肢的浅静脉

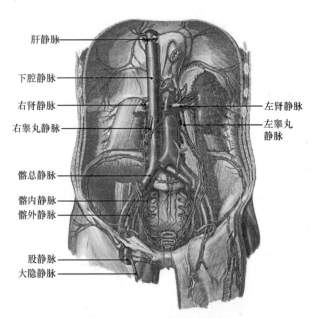

图10-25　下腔静脉及其属支

1. 下肢的静脉 下肢的深静脉与同名动脉伴行；下肢的浅静脉的起始、走行及注入部位见表10-9、图10-26 和图10-27。

表10-9 下肢的浅静脉

名称	起始部位	走行	注入部位
大隐静脉	足背静脉弓的内侧	经内踝前方，沿小腿内侧上行	股静脉
		经膝关节内后方，沿大腿内侧转至前面	
小隐静脉	足背静脉弓的外侧	经外踝后方，沿小腿后面正中上行至腘窝	腘静脉

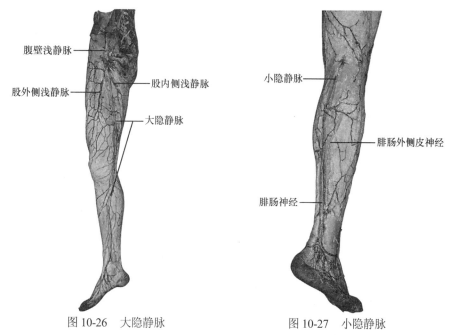

图10-26 大隐静脉　　　　图10-27 小隐静脉

2. 盆部的静脉

髂内静脉：包括壁支和脏支，与同名动脉伴行。

髂外静脉：为股静脉的延续，收集下肢所有浅、深静脉以及腹壁下静脉的静脉血。与髂内静脉汇合形成髂总静脉。

3. 腹部的静脉

（1）腹部静脉的主干为下腔静脉，下腔静脉的属支分为壁支和脏支。

壁支——膈下静脉、腰静脉等。

脏支——成对的静脉：睾丸静脉或卵巢静脉、肾静脉、肾上腺静脉直接注入下腔静脉。不成对的静脉：组成肝门静脉入肝脏，由肝静脉注入下腔静脉。

（2）肝门静脉系

1）组成：由肝门静脉及其属支构成。肝门静脉由肠系膜上静脉和脾静脉在胰头后方汇合而成，为一粗短的静脉干（图10-28）。

2）属支：有肠系膜上静脉、脾静脉、肠系膜下静脉、胃左静脉、胃右静脉、胆囊静脉和附脐静脉。

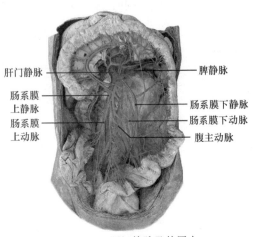

图10-28 肝门静脉及其属支

3）收纳：主要收集除肝脏外腹腔内不成对脏器的静脉血。

4）回流：经十二指肠上部后方上行至肝门，分左、右支，分别进入肝的左、右叶，在肝内反复分支后注入肝血窦。

5）肝门静脉系统与上、下腔静脉系统之间的吻合主要有3处，即食管静脉丛、直肠静脉丛、脐周静脉网（图10-29）。

A．食管静脉丛：肝门静脉→胃左静脉→食管静脉丛→食管静脉→奇静脉→上腔静脉。

B．直肠静脉丛：肝门静脉→脾静脉→肠系膜下静脉→直肠上静脉→直肠静脉丛→直肠下静脉及肛静脉→髂内静脉→髂总静脉→下腔静脉。

C．脐周静脉网：肝门静脉→附脐静脉→脐周静脉网→通过下列途径与上、下腔静脉相交通。

a．胸腹壁静脉→胸外侧静脉→腋静脉→锁骨下静脉→头臂静脉→上腔静脉。

b．腹壁上静脉→胸廓内静脉→头臂静脉→上腔静脉。

c．腹壁浅静脉→大隐静脉→股静脉→髂外静脉→髂总静脉→下腔静脉。

d．腹壁下静脉→髂外静脉→髂总静脉→下腔静脉。

正常情况下，肝门静脉系与上、下腔静脉系的吻合支细小，血流量少，如果肝门静脉回流受阻（如肝硬化门静脉高压），其内的血液则可经吻合途径流向腔静脉系，从而建立侧支循环。此时，吻合支因血流量增大而曲张，一旦破裂，常引起大出血。如食管静脉丛破裂，可引起呕血；如直肠静脉丛破裂，可引起便血；当脐周静脉网曲张时，在腹壁上可见到曲张的静脉。由于肝门静脉循环障碍，血流受阻，还可引起脾肿大和腹水等体征。

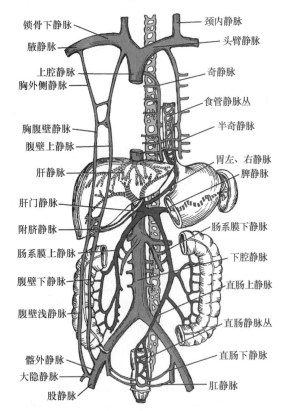

图10-29 肝门静脉系与上、下腔静脉系之间的吻合

学习思考

1. 简述心的位置、形态和心腔的构造。
2. 心的正常起搏点位于何处？其兴奋是如何传导的？
3. 简述主动脉的分部，各部的起止和主要分支。
4. 简述上、下腔静脉的组成、起止和主要属支。

（肖　莉）

第十一章 淋巴系统

目的要求

掌握：淋巴系统的组成和功能。淋巴导管的组成、行程、注入部位及其收纳范围。腋淋巴结、腹股沟淋巴结的位置、分群和引流范围。脾的位置与形态结构。

熟悉：头颈部、肺门、腹腔、肠系膜上、肠系膜下淋巴结的位置和收纳范围。

了解：淋巴干的名称、来源及收纳范围。

临床案例

案例 11-1

患者，女，56岁。1年前发现左侧乳房有核桃大小肿块，无不适。半年后肿块发展成如鸡蛋大小，2个月前发现左侧乳头流出少许恶臭的血性液体。近月来自觉腰痛，有时剧烈难忍，服止痛片无效。查体：左乳房上外侧有约8cm×6cm×5cm肿块，表面皮肤明显凹陷，乳头内陷，肿块边缘皮肤呈"橘皮样"改变，肿块不易推动。左侧腋窝可扪及许多硬结，并粘连成块不能活动，左锁骨上也可扪及2个蚕豆大小的硬结。左上肢轻度水肿。

问题思考：

该病例诊断是什么？试用解剖学知识解释患者的症状。

淋巴系统由各级淋巴管道、淋巴器官和淋巴组织构成（图11-1）。当血液流经毛细血管的动脉端时，水及营养物质经过毛细血管壁滤出，进入组织间隙成为组织液。组织液与细胞进行物质交换后，大部分经毛细血管的静脉端渗入静脉，小部分则渗入毛细淋巴管成为淋巴。淋巴在淋巴管道内向心流动，经淋巴组织或淋巴器官，最后汇入静脉。淋巴组织和淋巴器官具有产生淋巴细胞、过滤异物和产生抗体等功能，是人体的重要防御结构。

第十一章 淋巴系统

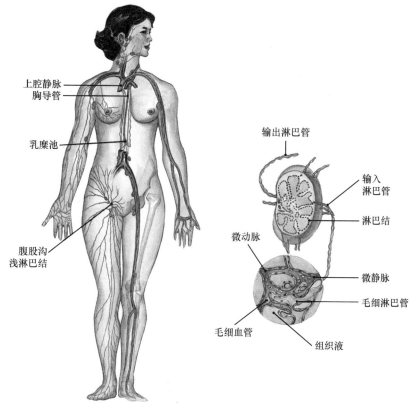

图 11-1　全身的淋巴结和淋巴管

第一节　淋 巴 管 道

根据结构和功能的不同，淋巴管道可分为毛细淋巴管、淋巴管、淋巴干和淋巴导管。

一、毛细淋巴管

毛细淋巴管 iymphatic capillary 为淋巴管道的起始部，位于组织间隙内，管径大小不一，口径一般较毛细血管大，彼此吻合成网，称为毛细淋巴管网。

毛细淋巴管腔粗细不等，管壁仅由内皮细胞构成，细胞之间有较大的间隙，因此管壁的通透性大于毛细血管，部分不易经毛细血管壁透入血液的大分子物质，如蛋白质、细菌和癌细胞等较易进入毛细淋巴管。毛细淋巴管分布甚广，除上皮、角膜、晶状体、牙釉质、软骨、脑和脊髓等处缺乏形态明确的内皮样的淋巴管外，毛细淋巴管几乎遍布全身。

二、淋巴管

淋巴管 iymphatic vessei 由毛细淋巴管汇合而成。其结构与静脉相似，但管径较细，管壁薄，彼此间的吻合比静脉更广泛，有丰富的瓣膜，外形呈串珠状。淋巴管以深筋膜为界，分为浅、深两种。浅淋巴管位于皮下，收纳皮肤、皮下组织的淋巴，多与浅静脉伴行；深淋巴管与深部的血管伴行，收纳深部的淋巴。浅、深淋巴管间有广泛交通。淋巴管在向心的行程中，一般都经过一个或多个淋巴结。

三、淋巴干

全身各部的浅、深淋巴管，最后汇成 9 条较粗大的淋巴干。淋巴干及收集淋巴液的范围见表 11-1。

表 11-1 淋巴干的组成及收集范围

名称	收集范围
左、右颈干	收集头颈部的淋巴
左、右锁骨下干	收集上肢及部分胸、腹壁的淋巴
左、右支气管纵隔干	收集胸腔脏器及部分胸、腹壁的淋巴
左、右腰干	收集下肢、盆部、腹腔成对器官及部分腹壁的淋巴
肠干	收集腹腔内不成对脏器的淋巴

四、淋巴导管

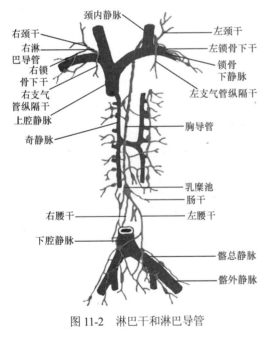

图 11-2 淋巴干和淋巴导管

（一）胸导管

胸导管是全身最粗大的淋巴管道，起始于第 1 腰椎前方的乳糜池，由左右腰干合成（图 11-2）。

行径：胸导管起始后，向上经膈的主动脉裂孔入胸腔，沿脊柱的前面上行，到颈根部呈弓形弯行向左，注入左静脉角。在汇入左静脉角前收纳左颈干、左锁骨下干和左支气管纵隔干。

收集：两下肢、盆部、腹部、左半胸、左上肢和头颈部左侧半的淋巴，即全身 3/4 部位的淋巴。

（二）右淋巴导管

右淋巴导管为由右颈干、右锁骨下干和右支气管纵隔干汇合而成，注入右静脉角。

收集：右侧上半身，即人体右上 1/4 部位的淋巴。

第二节 淋 巴 器 官

一、脾

（一）位置

脾位于左季肋区，胃底与膈之间，恰与第 9～11 肋相对，其长轴与第 10 肋一致，正常时在肋弓下缘不能触及。

(二) 形态

脾为腹腔内位器官，质软而脆。两面：膈面平滑隆凸，与膈相贴；脏面凹陷，近中央处为脾门。两端：前端较宽，后端圆钝。两缘：上缘较锐，有2～3个小切迹，称脾切迹，在脾肿大时，是触诊脾的标志；下缘钝厚（图11-3）。

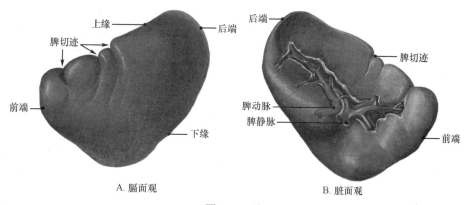

图 11-3　脾

(三) 功能

清除衰老的红细胞、细菌和异物，产生抗体，储血，胚胎时期可造血。

二、淋巴结

(一) 形态

淋巴结呈灰红色扁椭圆小体，质软。一侧稍凹陷称淋巴结门，有输出淋巴管及血管神经出入；淋巴结的隆凸面有数条输入淋巴管进入（图11-1）。

(二) 分布

淋巴结的数目众多，多聚集成群，有深、浅之分，多沿血管排列，常成群分布于人体关节的屈侧和体腔隐蔽的部位，并引流一定器官或区域的淋巴。浅淋巴结多位于浅筋膜内，在活体上常易触及。深淋巴结则位于深筋膜内，胸、腹、盆腔内的淋巴结多位于脏器的门附近或血管周围。四肢的淋巴结多位于关节屈侧或肌围成的沟、窝内。

(三) 功能

过滤淋巴、产生淋巴细胞和浆细胞，参与机体的免疫过程。

第三节　人体各部的淋巴管和淋巴回流

一、头颈部淋巴管和淋巴结

头颈部的淋巴结较多，主要分布于头、颈交界处和颈内、外静脉的周围（图 11-4，图 11-5）。它们收集头面部的浅层淋巴，直接或间接引流入颈外侧深淋巴结，详见表 10-2。

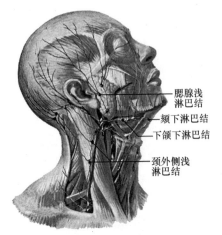
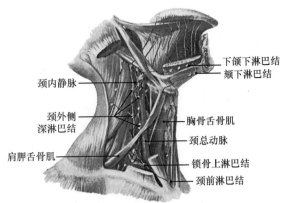

图 11-4　头颈部浅淋巴管和淋巴结　　　　图 11-5　头颈部深淋巴管和淋巴结

表 11-2　头颈部主要淋巴结

名称	位置	收纳范围	注入部位
下颌下淋巴结	下颌下腺附近	面部和口腔器官	颈外侧深淋巴
颈外侧浅淋巴结	沿颈外静脉排列	耳后、枕部及颈浅部	颈外侧深淋巴
颈外侧深淋巴结	沿颈内静脉排列	头颈部淋巴管输出管汇合成颈干	左侧注入胸导管、右侧注入右淋巴导管

二、上肢淋巴管和淋巴结

上肢的浅淋巴管较多,伴浅静脉行于皮下组织中。深淋巴管与深血管伴行。浅、深淋巴管部直接或间接注入腋淋巴结(图 11-6),腋淋巴结的位置、分群、收纳范围及注入部位见表 11-3。

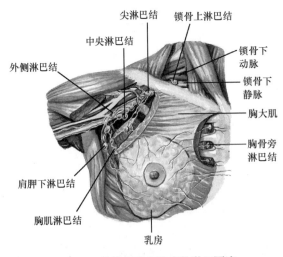

图 11-6　腋淋巴结和乳房的淋巴回流

表 11-3　腋淋巴结的位置、分群、收纳范围及注入部位

名称	位置	收纳范围	注入部位
外侧淋巴结	沿腋静脉远侧段排列	上肢大部分淋巴	中央淋巴结
胸肌淋巴结	沿胸外侧血管排列	胸腹外侧壁、乳房外侧和中央部的淋巴	中央、尖淋巴结
肩胛下淋巴结	沿肩胛下血管排列	项背部与肩胛区的淋巴	中央、尖淋巴结
中央淋巴结	腋窝中央的脂肪组织	上述 3 群淋巴结输出管	尖淋巴结
尖淋巴结	沿腋静脉近侧段排列	中央和锁骨下淋巴结的输出管和乳房上部的淋巴，其输出管合成锁骨下干	左侧者注入胸导管，右侧者注入右淋巴管导管

三、胸部的淋巴管和淋巴结

胸部淋巴结可分为胸壁淋巴结和胸腔脏器淋巴结（图 11-7），主要淋巴结的位置、收纳范围及注入部位见表 11-4。胸部淋巴结的输出管分别汇合成左、右支气管纵隔干，分别注入胸导管和右淋巴导管。

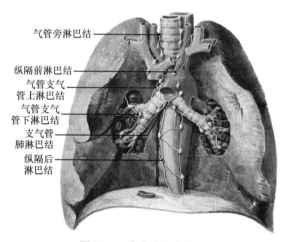

图 11-7　胸腔脏器淋巴结

表 11-4　胸部主要淋巴结的位置、收纳范围及注入部位

名称	位置	收纳范围	注入部位
胸骨旁淋巴结	沿胸廓内动脉排列	收纳乳房内侧部、胸前壁、腹前壁上部、膈和肝上面	支气管纵隔干或直接注入胸导管和右淋巴导管
肋间淋巴结	沿肋间后血管排列	胸后壁及壁腹膜的淋巴	胸导管
膈上淋巴结	膈的上面	膈、心包、胸膜及肝上面	胸骨旁淋巴结及纵隔前、后淋巴结
支气管肺门淋巴结	肺门处	肺和食管等处的淋巴	气管支气管淋巴结

四、腹部的淋巴管和淋巴结

腹部的淋巴结群多沿腹部血管排列，可分为腹壁的淋巴结群和腹腔的淋巴结群。腹部的主要淋巴结位置、收纳范围及注入部位见表 11-5。

表 11-5　腹部主要淋巴结的位置、收纳范围及注入部位

名称	位置	收纳范围	注入部位
腰淋巴结	沿下腔静脉和腹主动脉周围	收纳腹腔成对脏器、髂总淋巴结的输出淋巴管，其输出管合成左右腰干	乳糜池
腹腔淋巴结	沿着腹腔干周围排列	收纳沿腹腔干分支排列的淋巴输出管	乳糜池
肠系膜上淋巴结	肠系膜上动脉根部周围	收纳沿肠系膜上动脉分支排列的淋巴输出管	乳糜池
肠系膜下淋巴结	肠系膜下动脉根部周围	收纳沿肠系膜下动脉分支排列的淋巴输出管	乳糜池

五、盆部的淋巴管和淋巴结

盆壁和盆腔脏器的淋巴管分别注入髂外淋巴结、髂内淋巴结和骶淋巴结。最后由位于左、右髂总动脉周围的髂总淋巴结收集，其输出管分别注入左、右腰淋巴结，再进入腰干。盆部主要淋巴结的位置、收纳范围及注入部位见表 11-6。

表 11-6　腹部主要淋巴结的位置、收纳范围及注入部位

名称	位置	收纳范围	注入部位
骶淋巴结	骶骨前面	收纳盆后壁、直肠、前列腺或子宫等处的淋巴	髂总淋巴结或髂内淋巴结
髂内淋巴结	沿髂内血管排列	收纳髂内血管分布区的淋巴	髂总淋巴结
髂外淋巴结	沿髂外血管排列	收纳髂外血管分布区的淋巴	髂总淋巴结
髂总淋巴结	沿髂总血管排列	收纳髂总血管分布区的淋巴	腰淋巴结

六、下肢的淋巴管和淋巴结

下肢的淋巴管分为浅、深两种（图 11-8）。浅淋巴管伴浅静脉行于皮下组织中，而深淋巴管与深部血管束伴行，最后间接或直接注入腹股沟深淋巴结，再汇入髂外淋巴结、髂总淋巴结而进入腰干。下肢主要淋巴结的位置、收纳范围及注入部位见表 11-7。

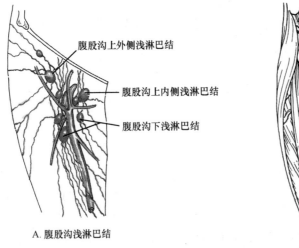

A. 腹股沟浅淋巴结　　B. 腹股沟深淋巴结

图 11-8　腹股沟淋巴结

表 11-7　下肢主要淋巴结的位置、收纳范围及注入部位

名称	位置	收纳范围	注入部位
腘淋巴结	沿小隐静脉末端和腘血管排列	收纳足外侧缘和小腿后部的淋巴	腹股沟深淋巴结
腹股沟浅淋巴结	沿腹股沟韧带下方和大隐静脉末端排列	收纳腹前壁下部、臀部、会阴部、外生殖器、下肢大部分浅淋巴管	腹股沟深淋巴结
腹股沟深淋巴结	沿股静脉根部排列	收纳腹股沟浅淋巴结的输出管及下肢的深淋巴管	髂外淋巴结

学习思考

1. 简述胸导管的起始、行程、注入部位和引流范围。
2. 在体表可扪及的淋巴结有哪些？

（李　秀）

第四篇 感 觉 器

感受器是机体接受内外环境各种刺激的感受装置。一般而言，不同的感受器接受不同的刺激。当感受器接受刺激后，把刺激转变为神经冲动，经感觉神经传入中枢神经系统，到达大脑皮质等有关感觉中枢而产生相应的感觉。感受器可根据其发育和分化程度，分为一般感受器和特殊感受器。

感觉器由感受器及其辅助装置共同组成，其结构比感受器复杂。本篇主要叙述视器和前庭蜗器。

第十二章 视 器

目的要求

掌握：视器的构造，眼球壁的组成，眼球内容物的组成，房水的循环。
熟悉：角膜的特点，虹膜、睫状体的位置和结构、功能，眼的调节机制。
了解：眶脂体和眶筋膜的位置和作用，眼的血管供应和神经支配。

临床案例

案例 12-1

患者，女，42 岁。右眼虹膜睫状体炎反复发作 10 余年，近 2 天又出现双眼红，视物模糊，今因双眼球胀痛，伴头痛、恶心、呕吐而入院。查体发现右眼角膜后有羊脂状沉着物，房水混浊，前房变浅，瞳孔不规则，虹膜广泛后粘连，右眼压升高。诊断为右眼虹膜睫状体炎急性发作伴继发性青光眼。

问题思考：

试用解剖学知识分析患者出现眼压升高，继发青光眼的原因。

视器 visual organ 是人体感受可见光被刺激的器官，由眼球（图 12-1）和眼副器两部分组成。

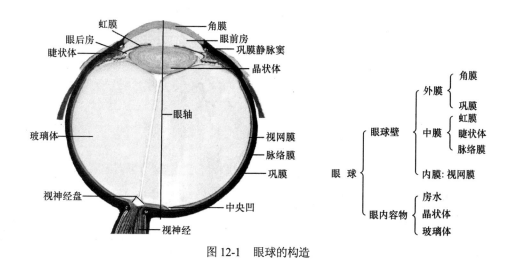

图 12-1　眼球的构造

一、眼球

（一）眼球壁

眼球壁从外向内分为外膜、中膜和内膜三层。

1. 外膜 又称纤维膜，为眼球壁的最外层，由致密结缔组织构成，具有维持眼球外形和保护眼内容物的作用，外膜分为角膜 cornea 和巩膜 sclera 两部分，详见表 12-1。

表 12-1　纤维膜的组成

纤维膜	位置	外观	作用	特点
角膜	纤维膜前 1/6	无色透明	屈光作用	无血管，感觉神经末梢丰富，营养来源（房水、泪液、角膜周围毛细血管）
巩膜	纤维膜后 5/6	乳白色不透明，厚而坚韧	保护眼内容物，维持眼球形态	巩膜靠近角膜缘处有巩膜静脉窦，是房水流出的通道

2. 中膜 又称血管膜，富有血管和色素，具有营养眼球内组织和吸收眼球内多余光线的作用。中膜由前向后分为虹膜 iris、睫状体 ciliary body 和脉络膜 choroid，详见表 12-2。

表 12-2　血管膜的组成

血管膜	位置	作用	特征
虹膜	中膜前方	调节进光量	因人种不同有不同颜色（棕、黑、蓝、绿等）
			瞳孔：虹膜中央的孔
			瞳孔开大肌：在虹膜内呈放射状分布，收缩时开大瞳孔，受副交感神经支配
			瞳孔括约肌：环绕瞳孔周缘，收缩时缩小瞳孔，受交感神经支配
睫状体	巩膜和角膜移行部的内面	调节晶状体的曲度，产生房水	中膜最肥厚的区域，内有平滑肌，收缩松弛睫状小带从而使晶状体回弹，屈光度增加
脉络膜	中膜后 2/3	供应眼球内组织营养，吸收多余光线	与外面的巩膜疏松相连，内面紧贴视网膜色素层

3. 内膜 又称视网膜 retina，紧贴于中膜内面，可分为两层，外层为色素上皮层，内层为神经层。

（1）结构：视网膜分为盲部和视部。前者贴于虹膜和睫状体内面，无感光作用；后者贴于脉络膜内面，有感光功能。

视乳头：又称为视神经盘（图 12-2），位于视神经起始处，边缘隆起，中央有视神经和视网膜中央动、静脉穿过，无感光细胞，为生理性盲点。

黄斑：在视神经盘的颞侧稍偏下方约 3.5mm 处，有密集分布的视椎细胞，其中央部的凹陷称为黄斑中央凹，此区无血管分布，是眼内感光最敏锐的地方。

（2）神经细胞和视神经：视网膜的神经层主要由 3 层神经细胞组成（图 12-3）。最外层是紧邻色素上皮的感光细胞（视锥细胞和视杆细胞）。中间为双极细胞，将来自感光细胞的神经冲动传导至最内层的神经节细胞。节细胞的轴突向视神经盘处集中，穿过脉络膜和巩膜后构成视神经。感光细胞类型、分布及特点见表12-3。

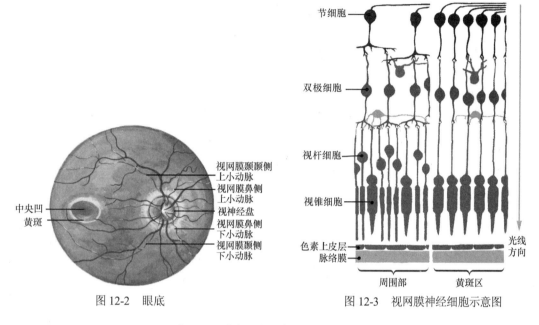

图 12-2　眼底

图 12-3　视网膜神经细胞示意图

表 12-3　感光细胞的类型、分布及特点

感光细胞	分布	特点
视椎细胞	视网膜中央部	感受强光和颜色，白天视物
视杆细胞	视网膜周边	感受弱光，夜间视物

（二）眼球内容物

眼球内容物包括房水、晶状体和玻璃体，透明而无血管，具有屈光作用，与角膜一起合称为眼的屈光装置。眼球内容物的组成详见表12-4。

表 12-4　眼球内容物的组成

内容物	形状	位置	功能	临床联系
房水	无色透明的液体	位于眼房内	透过光线，为角膜和晶状体提供营养，维持正常眼压	房水回流障碍导致眼压升高或青光眼
晶状体	无色透明、富有弹性，不含血管和神经	虹膜后方，玻璃体之前	透过光线，调节眼的屈光度	老视：晶状体核变大、变硬、弹性减退，睫状体肌萎缩，晶状体调节能力减弱
				近视：眼轴变长或屈光率过强，使物像落在视网膜前
				远视：眼轴变短或屈光率过弱，使物像落在视网膜后
				白内障：晶状体变混浊
玻璃体	无色透明的胶状物质	晶状体后方	透过光线，维持正常眼压，固定视网膜	玻璃体混浊，飞蚊症

二、眼副器

眼副器包括眼睑、结膜、泪器、眼球外肌、眶脂体和眶筋膜，具有运动、保护的作用，详见表 12-5。

表 12-5　眼副器的构成

眼副器		组成、位置或作用
眼睑		上、下眼睑，内、外眦，睑缘，睑板，睑板腺
结膜		睑结膜，球结膜，结膜穹隆，结膜囊
泪器	泪腺	位于眶上壁前外侧部的泪腺窝内
	泪道	泪点，泪小管，泪囊，鼻泪管
眼外肌	提上睑肌	上睑上提，睁眼
	上直肌	瞳孔转向上内
	下直肌	瞳孔转向下内
	内直肌	瞳孔转向内（鼻）侧
	外直肌	瞳孔转向外（颞）侧
	下斜肌	瞳孔转向上外
	上斜肌	瞳孔转向下外
眶脂体和眶筋膜		填充于眼球、眼球外肌与眶骨膜之间的脂肪组织，对眼眶内容物起保护作用

三、眼的血管

（一）眼的动脉

眼球及眼副器的动脉主要来自颈内动脉的分支。眼动脉起自颈内动脉，在行程中发出分支供应眼球、眼球外肌、泪腺和眼睑等。眼的动脉分支、走行及分布范围见表 12-6。

表 12-6　眼的动脉分支、走行及分布范围

分支	走行	分布范围
视网膜中央动脉	自眼动脉发出，在视盘分为上、下支，再分为鼻侧上、下和颞侧上、下四支	供应眼球、眼球外肌、泪腺和眼睑
睫后短动脉	在视神经周围垂直穿入巩膜	分布于脉络膜
睫后长动脉	分别位于眼球内、外侧，在视神经内、外侧穿入巩膜，在巩膜和脉络膜之间前行达睫状体	分布于脉络膜
睫前动脉	在眼球前部穿入巩膜，在巩膜静脉窦后面穿入睫状体	营养巩膜前部、虹膜和睫状体

（二）眼的静脉

眼球内的静脉主要有视网膜中央静脉、涡静脉，经眼上、下静脉向后注入海绵窦，前方与内眦静脉相吻合，因无静脉瓣，故面部感染可经此途径侵入颅内。

四、眼的神经

支配眼的神经及其作用见表 12-7。

表 12-7　眼的神经名称及作用

神经	作用
视神经	收集视觉信号
动眼神经	支配提上睑肌、上直肌、内直肌、下直肌和下斜肌
	含有的副交感纤维支配瞳孔括约肌和睫状肌，交感纤维支配瞳孔开大肌
滑车神经	支配上斜肌
展神经	支配外直肌
三叉神经眼支	收集视器的一般感觉
面神经内的副交感纤维	支配泪腺的分泌

 学习思考

1. 简述眼球壁的构造及特点。
2. 简述房水的产生及循环途径。

（卢　辰）

第十三章 前庭蜗器

目的要求

掌握：前庭蜗器的组成，鼓膜的结构，听骨链的组成，壶腹嵴、椭圆囊斑和球囊斑的位置和作用，螺旋器的位置和作用。

熟悉：外耳道的特征，鼓室的六个壁的结构，内耳的构造，空气传导和骨传导。

了解：耳郭的结构。

临床案例

案例 13-1

患者，女，8 岁。右耳反复流脓 2 年，1 个月前患感冒，3 周前右耳疼痛流脓加重，现因高热、头痛、呕吐、眩晕、神志模糊而入院。检查发现右耳鼓膜松弛部穿孔，右鼓室潮湿有脓性分泌物，右侧乳突部水肿、有压痛。初步诊断为右侧慢性化脓性中耳炎合并乙状窦感染。

问题思考：
病原微生物从鼻咽部到中耳，最后到乙状窦的蔓延途径是什么？

耳 ear（图 13-1）又称前庭蜗器，是位觉和听觉器官，包括前庭器和蜗器两部分结构。按部位耳分为外耳、中耳和内耳三部分。外耳和中耳是收集、传导声波的装置。内耳是接受声波和位觉刺激的感受器。前庭蜗器的组成详见表 13-1。

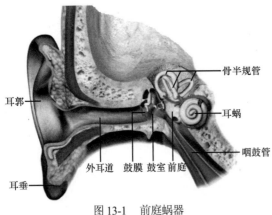

图 13-1　前庭蜗器

表 13-1　前庭蜗器的组成

外耳	耳郭
	外耳道
	鼓膜
中耳	鼓室
	咽鼓管
	乳突窦和乳突小房

续表

	骨迷路	骨半规管
内耳		前庭
		耳蜗
	膜迷路	膜半规管
		椭圆囊、球囊
		蜗管

一、外耳

外耳 external ear 包括耳郭、外耳道和鼓膜三部分，见表 13-2。

表 13-2 外耳的组成、分部及其结构特点

组成和分部	结构和功能要点
耳郭	弹性软骨支架，耳针穴位
外耳道	S 形弯曲管道（先行向前内上方，后向前内下方），成人检查鼓膜时需拉耳郭向后上方；幼儿检查鼓膜需拉耳郭向后下方
鼓膜	分为松弛部、紧张部，鼓膜脐

二、中耳

中耳 middle ear 包括鼓室、咽鼓管和乳突小房，见表 13-3。

表 13-3 中耳的组成分部及其结构特点

组成和分部		结构和功能要点	
鼓室	上壁（鼓室盖）	与颅中窝以薄骨质板相隔	鼓室内容物：听骨链（锤骨、砧骨、镫骨），鼓膜张肌，镫骨肌和面神经的鼓索支
	下壁（颈静脉壁）	与颈内静脉以薄骨质板相隔	
	前壁（颈动脉壁）	咽鼓管的鼓室口	
	后壁（乳突壁）	经乳突窦通乳突小房	
	内侧壁（迷路壁）	前庭窗、蜗窗、岬、面神经管凸	
	外侧壁（鼓膜壁）	隔鼓膜通外耳道	
咽鼓管	软骨部、骨部	小儿咽鼓管短、宽，呈水平位	
乳突窦 乳突小房	大小不一与鼓室相通的含气空腔	内衬以黏膜，与鼓室的黏膜相连续	

三、内耳

内耳 internal ear 又称为迷路，由骨迷路和膜迷路两弯曲管道组成（图 13-2）。骨迷路是颞骨岩部骨密质围成的腔隙，膜迷路套在骨迷路内的膜性管或囊。位、听感觉器即位于膜迷路内。内耳组成及结构见表 13-4。

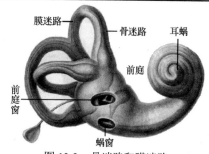

图 13-2 骨迷路和膜迷路

表 13-4　中耳的组成分部及其结构特点

组成和分部		结构和功能特点
骨迷路（外淋巴）	前庭	前庭窗与镫骨底板相邻,蜗窗有膜封闭
	骨半规管	前、后、外半规管各以两个骨脚连于前庭，两两垂直，膨大的骨脚称骨壶腹
	耳蜗	骨管绕蜗轴旋转两圈半称为蜗螺旋管，由蜗轴凸向螺旋管内一半称为骨螺旋板
膜迷路（内淋巴）	球囊、椭圆囊	球囊斑和椭圆囊斑，能感受直线变速运动的刺激
	膜半规管	壶腹嵴，能感受旋转变速运动的刺激
	膜蜗管	形成前庭膜和基膜，内有听觉感受器螺旋器

四、声波的传导

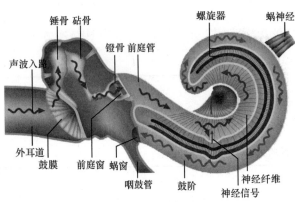

图 13-3　声波的传导途径

声波通过空气传导和骨传导两条途径传入内耳（图13-3），在正常情况下以空气传导为主。

（一）空气传导

空气传导有两种方式。

1. 声波→耳郭搜集→鼓膜震动→听骨链传递（锤骨、砧骨、镫骨）→镫骨底板→前庭窗→前庭阶的外淋巴振动→螺旋器感受听觉→经蜗神经→大脑听觉中枢。这条途径是正常情况下最主要的听觉传导途径。

2. 声波→鼓室→蜗窗→鼓阶的外淋巴振动→基膜→蜗管内的内淋巴振动→螺旋器感受听觉→经蜗神经→大脑听觉中枢。

（二）骨传导

声波→颅骨→骨迷路→内耳→内、外淋巴振动→螺旋器感受听觉→经蜗神经→大脑听觉中枢。

 学习思考

1. 试述鼓室各壁的结构、毗邻和临床意义。
2. 简述声波的传导途径。

（卢　辰）

第五篇 神经系统

神经系统是由脑、脊髓以及与其相连的周围神经组成。神经系统对人体其他器官系统的功能起着调节或主导的作用，机体的感觉、运动、消化、呼吸等都是在神经系统的控制和调节下进行的。神经系统通过感受器不断接受内外环境的各种刺激，经周围神经传至中枢（脊髓和脑）的不同部位，通过整合后发出相应的神经冲动，经传出神经将冲动传至相应的效应器，产生各种适宜的反应，以维持机体内环境的平衡和适应外环境的变化，保证生命活动的正常进行。

第十四章

总论

目的要求

掌握：掌握神经系统的分部；反射弧的组成；神经系统的常用术语。
熟悉：神经系统的基本结构，神经系统的活动方式。
了解：神经元的基本结构。

一、神经系统的区分

神经系统 nervous system（图 14-1）在形态和功能上都是完整不可分割的整体。按

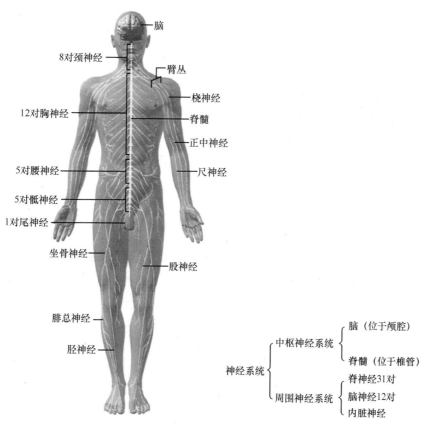

图 14-1　神经系统区分

其所在位置和功能，将其分为中枢神经系统和周围神经系统。中枢神经系统 central nervous system 包括脑和脊髓，分别位于颅腔和椎管内；周围神经系统 peripheral nervous system 包括脑神经、脊神经和内脏神经。脑神经和脊神经分别与脑和脊髓相连。周围神经又可根据其分布的不同对象分为躯体神经 somatic nerves 和内脏神经 visceral nerves。躯体神经分布于体表、骨、关节和骨骼肌；内脏神经分布到内脏、心血管、平滑肌和腺体。

二、神经系统的基本结构

神经系统的基本组织是神经组织，神经组织主要由神经元和神经胶质细胞组成。神经胶质在神经系统内起支持、营养和保护功能。

（一）神经元

神经元是神经系统的基本结构和功能单位，具有感受刺激和传导神经冲动的功能。

1. 神经元的一般结构

神经元 ｛ 胞体：是神经元的营养、代谢和功能活动中心。细胞质内存在尼氏体和神经原纤维两种特征性结构
突起 ｛ 树突：通常多个
轴突：通常一个

2. 神经元的分类 见表 14-1。

表 14-1 神经元的分类

分类依据	分类	特点
神经元突起的数目	假单极神经元	神经元的胞体发出一个突起，随即又呈 T 形分出两支：一支为周围突，分布到外周的其他组织和器官；另一支为中枢突，进入脑和脊髓
	双极神经元	胞体两端各发出一个突起，一个伸向感受器称周围突，一个伸向中枢为中枢突
	多极神经元	具有多个树突和一个树突
神经元功能及神经冲动传导的方向	感觉神经元	将内、外环境的各种刺激传向中枢部
	运动神经元	将冲动由中枢传至周围，支配横纹肌、平滑肌和腺体等的活动
	联络神经元	位于中枢神经系统的感觉和远动神经元之间，起联络作用

3. 神经纤维 nerve fiber 是指神经元的长突起及其由神经胶质细胞所形成的包被结构。根据形成神经纤维的神经元突起是否有髓鞘包裹，可将神经纤维分为有髓神经纤维和无髓神经纤维。

4. 突触 synapse 是神经元之间、神经元与感受器之间、神经元与效应器之间特化的接触区域，是传递信息的特殊结构。突触可分为化学突触和电突触两大类。

（二）神经胶质细胞

神经胶质细胞 neuroglia cell 是神经组织内除神经元外的另一大类细胞，数量众多，对神经元起支持、营养、保护和修复等作用。

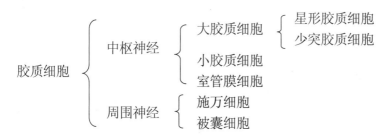

三、神经系统的常用术语

在中枢和周围神经系统中，神经元胞体和突起在不同部位常有不同的编排方式，因而有不同的术语名称，见表14-2。

表14-2 神经元胞体和突起在不同部位的不同术语名称

中枢部	灰质	中枢神经系统内的神经元胞体及其树突集聚的部位
	白质	中枢神经系统内神经纤维集聚而成
	皮质	在大脑半球和小脑，灰质集中于表层，称为皮质
	髓质	大脑和小脑的白质位于皮质深部，称为髓质
	神经核	在中枢神经系统，形态和功能相似的神经元胞体聚集成团或柱
	纤维束	在白质中起止、行程和功能相同的神经纤维集合成束
	网状结构	在中枢神经系统内，灰质和白质混杂交织的区域
周围部	神经节	在周围神经系统内，神经元胞体聚集而成神经节
	神经	在周围神经系统，由神经纤维聚集在一起形成神经

四、神经系统活动的基本形式

（一）反射

神经系统活动的基本形式是反射 reflex。反射是指在中枢神经系统参与下，机体对内、外环境刺激的规律性应答反应。

（二）反射弧

反射活动的解剖学基础是反射弧 reflex arc（图14-2）。包括感受器、传入神经、中枢、传出神经和效应器五部分。

感受器：是感觉神经末梢的特殊结构，它能感知内外环境变化，把刺激信息转变成神经冲动。

传入神经：能把神经冲动传入中枢，其细胞体位于脑、脊神经节中。

中枢：位于脑、脊髓内。由脑神经传入的冲动直接进入脑，由脊神经传入的冲动首先进入脊髓。中枢接受了传入冲动后，发出冲动至传出神经。

传出神经：传出神经的细胞体主要位于中枢神经系统内，末梢与效应器构成突触，将冲动传递给效应器。

效应器：为运动神经末梢的特殊结构，位于肌和腺体内。肌肉收缩或腺体分泌是反射产生的效应。

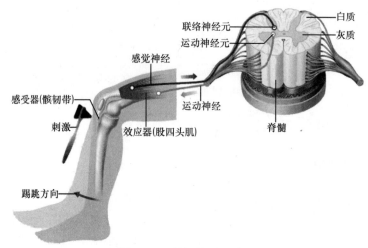

图 14-2　反射弧组成示意图

反射活动只有在反射弧完整时才能进行，反射弧的任何部位受损，反射活动即出现障碍。临床常用检查反射的方法，协助诊断神经系统的疾病。

 学习思考

1. 简述神经系统的区分。
2. 简述反射弧的组成。

（米永杰）

第十五章 中枢神经系统

中枢神经系统包括脑和脊髓。脑位于颅腔内，由端脑、间脑、脑桥、中脑、延髓和小脑组成，通常将脑桥、中脑、延髓合称为脑干。脊髓位于椎管内。

第一节 脊 髓

目的要求

掌握：脊髓的位置和外形特点。脊髓横切面上灰质、白质的配布及各部的名称。脊髓灰质的主要核团的位置及功能性质。脊髓主要上行纤维束（薄束、楔束、脊髓丘脑束）和下行纤维束（皮质脊髓束）的位置和功能。

熟悉：脊髓节段及其与椎骨的对比关系。

了解：脊髓灰质板层的构筑，脊髓的功能。

临床案例

案例 15-1

患者，男，22岁。打架时被人在背后刺了一刀致脊髓损伤。9个月后复检：左下肢随意运动消失，肌张力增高，腱反射亢进，巴宾斯基征阳性，无明显肌萎缩；右侧躯干肋弓以下和右下肢的痛、温觉丧失，本体觉和触觉基本正常；左侧躯干剑突平面下和左下肢位置觉丧失。

问题思考：

试用解剖学知识解释患者的症状。

一、脊髓的位置和外形

（一）位置

脊髓 spinal cord 位于椎管内，上端平枕骨大孔处与延髓相连，下端在成人平第1腰椎体下缘（图15-1）。

（二）外形

脊髓呈前后略扁的圆柱形。

脊髓的表面有6条纵沟：前正中裂和后正中沟（各1条）；前外侧沟（2条）——有脊神经前根的根丝附着；后外侧沟（2条）——有脊神经后根的根丝附着。

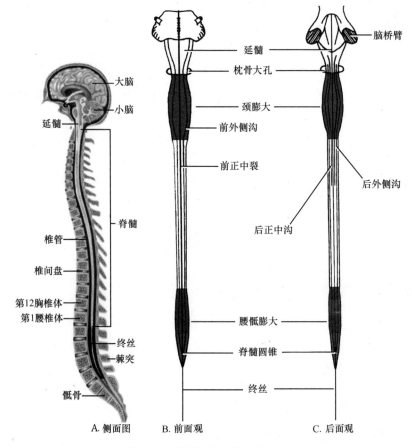

图 15-1　脊髓的位置和外形

两个膨大：颈膨大 C_4~T_1，管理上肢；腰膨大 L_2~S_1，管理下肢。

脊髓圆锥：脊髓的末端变细成锥状。

终丝：脊髓圆锥的下端延伸为一条无神经组织的细丝，终止于尾骨的背面。

马尾：脊髓比脊柱短，腰、骶和尾神经根在到达相应的椎间孔之前必须先在椎管内向下斜行一段，在脊髓圆锥以下围绕终丝，形成马尾。

二、脊髓节段

脊髓两侧连有 31 对脊神经，每对脊神经所连的一段脊髓，称一个脊髓节段。脊髓可分为 31 个节段，即 8 个颈节、12 个胸节、5 个腰节、5 个骶节和 1 个尾节（图 15-2）。由于脊髓和脊柱的长度不等，因此成年人脊髓的节段与相应的椎骨并不完全对应。熟悉脊髓节段与椎骨的对应关系，对确定脊髓和脊柱病变的位置及范围有重要意义，脊髓节段与椎骨的对应关系见表 15-1。

第十五章 中枢神经系统

表 15-1　脊髓节段与椎骨的对应关系

脊髓节段	对应椎骨	推算举例
上颈节 C_1~C_4	与同序数椎骨对应	第 3 颈节与第 3 颈椎相对
下颈节 C_5~C_8 和上胸节 T_1~T_4	较同序数椎骨高 1 个椎骨	第 3 胸节与第 2 胸椎相对
中胸节 T_5~T_8	较同序数椎骨高 2 个椎骨	第 6 胸节与第 4 胸椎相对
下胸节 T_9~T_{12}	较同序数椎骨高 3 个椎骨	第 11 胸节与第 8 胸椎相对
腰节 L_1~L_5	平对第 10~12 胸椎	
骶、尾节 S_1~S_5、Co	平对第 12 胸椎和第 1 腰椎	

三、脊髓的内部结构

脊髓外周由白质构成，中央部为灰质（图 15-3）。灰质在横切面上呈 H 形，正中有中央管贯穿脊髓，并向上与延髓中央管相续。灰质向前突出的部分称前角，向后突出稍细的部分称后角。脊髓胸段和上腰段的前角与后角间，灰质向外侧突出形成侧角，连接两侧灰质的横行部分称灰质连合。脊髓白质以前外侧沟和后外侧沟为界，分为三个区，左右前外侧沟之间为前索，前后外侧沟之间为外侧索，左右后外侧沟之间为后索。灰质连合的前方有脊髓两侧交叉纤维构成的白质前连合。

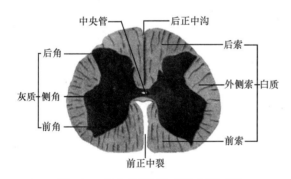

图 15-3　新生儿脊髓胸部的水平切面

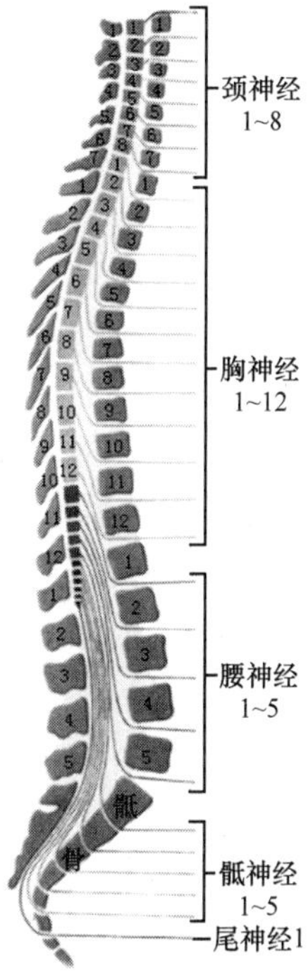

图 15-2　脊髓节段与椎骨的对应关系

（一）灰质

灰质主要由神经元胞体和纵横交织的神经纤维组成，脊髓灰质的分布情况及功能见表 15-2。

表 15-2　脊髓灰质的分布情况及功能

名称	神经元（核团）性质	发出/接收的纤维	功能
前角	躯体运动神经元	前根	支配躯干、四肢的骨骼肌运动
中间带　T_1~L_3 侧角	交感神经元（内脏运动核团）	前根	支配全身的内脏运动

续表

名称		神经元（核团）性质	发出/接收的纤维	功能
中间带	S_2～S_4骶副交感核	副交感神经元（内脏运动核团）	前根	支配结肠左曲以下的消化管、盆腔器官的运动
后角		联络神经元（躯体感觉核团）	后根（脊神经节）	接受、传递躯干、四肢的浅、深感觉

（二）白质

白质包括前索、外侧索、后索，主要由上行、下行纤维束构成。脊髓内的纤维束见表 15-3 和图 15-4。

表 15-3　脊髓内纤维束位置及功能

	纤维束	位置	功能
上行纤维束	薄束	后索内侧部	同侧下半身的意识性本体感觉和精细触觉
	楔束	后索外侧部	同侧上半身的意识性本体感觉和精细触觉
	脊髓小脑后束	外侧索边缘后部	下肢和躯干下部非意识性本体感觉
	脊髓小脑前束	外侧索边缘前部	下肢和躯干下部非意识性本体感觉
	脊髓丘脑侧束	外侧索	对侧半躯干四肢痛、温觉
	脊髓丘脑前束	前索	对侧半躯干四肢粗触觉、压觉
下行纤维束	皮质脊髓侧束	外侧索	同侧四肢肌随意运动
	皮质脊髓前束	前索	双侧躯干肌随意运动
	红核脊髓束	外侧索	兴奋屈肌运动神经元
	前庭脊髓束	前索	兴奋伸肌运动神经元
	网状脊髓束	前索和外侧索	协调随意运动
	顶盖脊髓束	前索	协调颈肌的随意运动
	内侧纵束	前索	协调眼球和头、颈的运动

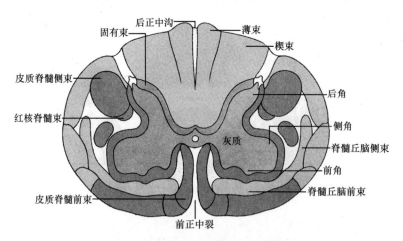

图 15-4　脊髓白质各传导束分布示意图

四、脊髓的功能

(一)传导功能

脊髓是脑与躯干和四肢的感受器、效应器发生联系的枢纽,具有重要的传导功能,通过上行纤维束,将脊神经分布区的各种感觉冲动传至脑;通过下行纤维束和脊神经,将脑发出的冲动传至效应器,从而对来自体内、外的刺激产生反应。因此,脊髓成为脑与脊髓低级中枢和周围神经联系的重要通道。

(二)反射功能

脊髓作为一个低级中枢,有许多反射中枢位于脊髓灰质内,通过固有束和前、后根完成一些反射活动,如排便和排尿反射、腱反射、膝反射等。在正常情况下,脊髓的反射活动始终在大脑的控制下进行。

五、脊髓损伤表现

根据脊髓的结构和功能,脊髓不同部位的病变或损伤会导致不同的临床表现,脊髓损伤的一些表现见表15-4。

表15-4 脊髓损伤的临床表现

脊髓损伤种类	特点
脊髓全横断	横断平面以下全部感觉和运动丧失,反射消失,处于无反射状态,称为脊髓休克
脊髓半横断	引起损伤平面以下出现布朗-色夸综合征,即伤侧平面以下位置觉、震动觉和精细触觉丧失,同侧肢体痉挛性瘫痪,损伤平面以下的对侧身体痛、温觉丧失
脊髓前角受损	主要伤及前角运动神经元,表现为这些所支配的骨骼肌呈迟缓性瘫痪,肌张力低下,腱反射消失,肌萎缩,无病理反射,但感觉无异常
中央灰质周围病变	病变侵犯了白质前连合,阻断了脊髓丘脑束在此交叉的纤维,引起相应部位的痛、温觉消失,而本体感觉和精细触觉无障碍

 学习思考

1. 简述脊髓灰质主要核团的位置及功能性质。
2. 简述脊髓白质各索内的主要纤维束的名称、位置和功能。

(米永杰)

第二节 脑 干

目的要求

掌握：脑干的组成和外形。第四脑室的位置和交通。脑干各脑神经核的名称、位置。薄束核、楔束核、脑桥核、红核、黑质的位置。脑干内锥体束、脊髓丘系、三叉丘系、外侧丘系的位置和功能。

熟悉：脑干内神经核的分类，脑干网状结构。

了解：脑干损伤及临床表现。

临床案例

案例 15-2

患者，男，46岁。3个月前突然头晕倒地，但神志还清醒。随后出现语言不清，右手运动不协调。检查发现：患者右侧上、下肢运动失调，但肌张力和反射正常。右侧软腭和声带瘫痪，腭垂偏向左侧。两足靠拢站立并闭目时，身体倾向右侧。右侧面部及左侧躯干和四肢痛、温觉丧失。其他感觉正常。

问题思考：
试用解剖学知识解释患者的症状。

一、脑干的位置

脑干位于颅后窝的前部，介于脊髓与间脑之间，自下而上可分为延髓、脑桥和中脑三部分（图15-5）。

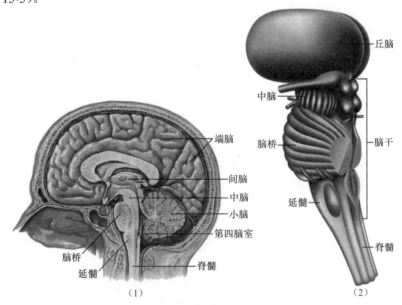

图15-5 脑的位置和分部
(1) 正中矢状切面；(2) 脑干的侧面观

二、脑干的外形

（一）脑干腹侧面（图15-6）

- 延髓
  - 锥体：前正中裂两侧的隆起，深部为锥体束
  - 锥体交叉：在延髓下端，锥体束的大部分交叉到对侧组成锥体交叉
  - 橄榄：深部为下橄榄核
  - 前外侧沟：舌下神经根由此出脑
  - 橄榄后沟：舌咽神经根、迷走神经根和副神经根由此出脑
- 脑桥
  - 基底沟：正中纵行的浅沟，容纳基底动脉
  - 脑桥基底部：腹侧隆起。三叉神经根由此出脑
  - 小脑中脚：基底部外侧
  - 延髓脑桥沟：为延髓与脑桥的分界，展神经、面神经和前庭蜗神经由此出脑
  - 脑桥小脑三角：延髓、脑桥和小脑交界区，面神经根和前庭蜗神经根在此处，若发生前庭神经瘤就会压迫面神经和前庭蜗神经
- 中脑
  - 大脑脚：腹侧的一对隆起
  - 大脑脚底：下行纤维束
  - 脚间窝：两侧的大脑脚间的窝称为脚间窝，内有后穿质。大脑脚内侧有动眼神经根出脑

（二）脑干背侧面（图15-7）

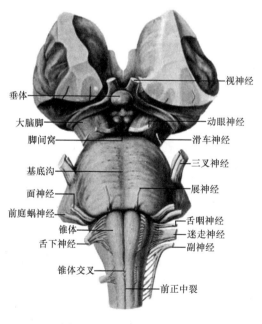

图15-6 脑干外形（腹侧面）

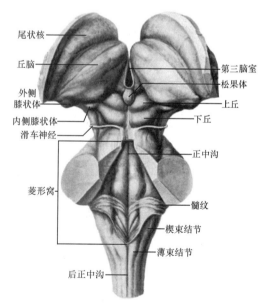

图15-7 脑干外形（背侧面）

延髓
- 上部（菱形窝的下半）：中央管在延髓上部敞开，构成第四脑室底的下半部
- 下部
  - 薄束结节：后正中沟两侧的膨大部，深部有薄束核
  - 楔束结节：薄束结节外侧的膨大部，深部有楔束核
  - 小脑下脚：第四脑室后外侧，楔束结节外上方的隆起

脑桥
- 构成菱形窝的上半
- 小脑上脚：构成第四脑室的上半部外侧壁
- 上髓帆：小脑上脚之间的白质连合，其上方有滑车神经出脑

中脑
- 上丘（视觉反射中枢）：上丘臂与外侧膝状体相连
- 下丘（听觉反射中枢）：下丘臂与内侧膝状体相连

（三）第四脑室

1. 位置 延髓、脑桥与小脑之间。

2. 第四脑室底 菱形窝。

结构
- 正中沟、界沟、内侧隆起
- 面神经丘：展神经核、面神经膝
- 前庭区：前庭神经核
- 听结节：蜗神经核
- 髓纹（延髓与脑桥在背侧面的分界）

结构
- 舌下神经三角：舌下神经核
- 迷走神经三角：迷走神经背核

3. 第四脑室顶 前部为上髓帆，后部为下髓帆和第四脑室脉络丛组织。

4. 交通关系 第三脑室→中脑水管→第四脑室正中孔、外侧孔→蛛网膜下隙。

三、脑干的内部结构

脑干内部结构与脊髓一样，也是由灰质、白质以及灰质和白质相互交织形成的网状结构所构成。脑干的灰质包括脑神经核和非脑神经核，白质主要包括四大丘系和锥体系，网状结构明显。

（一）灰质

1. 脑神经核（图15-8）

（1）一般躯体运动核：见表15-5。

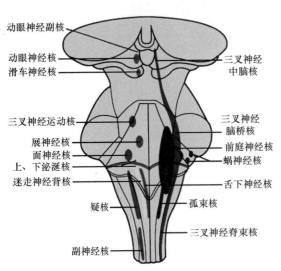

图15-8 脑神经核在脑干背面的投影示意图

第十五章 中枢神经系统

表 15-5 一般躯体运动核的位置及功能

脑神经核	位置	脑神经	功能
动眼神经核	中脑上丘	III	支配上睑提肌，上、下、内直肌，下斜肌
滑车神经核	中脑下丘	IV	支配上斜肌
展神经核	脑桥	VI	支配外直肌
舌下神经核	延髓	XII	支配舌肌

（2）特殊内脏运动核：见表15-6。

表 15-6 特殊内脏运动核的位置及功能

脑神经核	位置	脑神经	功能
三叉神经运动核	脑桥	V	支配咀嚼肌
面神经核	脑桥	VII	支配面肌、二腹肌后腹、茎突舌骨肌、镫骨肌
疑核	延髓	IX、X、XI	支配软腭、咽、喉及食管上部骨骼肌
副神经核	延髓	XI	支配胸锁乳突肌、斜方肌

（3）一般内脏运动核：见表15-7。

表 15-7 一般内脏运动核的位置及功能

脑神经核	位置	脑神经	功能
动眼神经副核	中脑	III	支配瞳孔括约肌、睫状肌
上泌涎核	脑桥	VII	泪腺、下颌下腺、舌下腺
下泌涎核	延髓	IX	腮腺
迷走神经背核	延髓	X	颈部、胸部、腹腔大部分脏器

（4）内脏感觉核：见表15-8。

表 15-8 内脏感觉核的位置及功能

脑神经核	位置	脑神经	功能
孤束核上部	延髓	VII、IX	管理味觉
孤束核下部	延髓	VII、IX、X	管理内脏一般感觉

（5）一般躯体感觉核：见表15-9。

表 15-9 一般躯体感觉核的位置及功能

脑神经核	位置	脑神经	功能
三叉神经中脑核	中脑	V	司咀嚼肌的本体感觉
三叉神经脑桥核	脑桥	V	司头面部感觉
三叉神经脊束核	延髓	V	司头面部痛、温觉

（6）特殊躯体感觉核：见表15-10。

表15-10　特殊躯体感觉核的位置及功能

脑神经核	位置	脑神经	功能
前庭神经核	脑桥、延髓	Ⅶ	司平衡觉
蜗神经核	脑桥、延髓	Ⅶ	司听觉

2. 非脑神经核　见表15-11。

表15-11　非脑神经核的位置

非脑神经核	位置
红核、黑质、上丘核、下丘核	中脑
脑桥核	脑桥
薄束核、楔束核	延髓

（二）白质

脑干的白质主要由长的上行纤维束、下行纤维束和出入小脑的纤维组成。

1. 长上行纤维束

（1）内侧丘系 medial lemniscus：为薄束核和楔束核发出的二级感觉纤维所组成，止于背侧丘脑腹后外侧核，传导对侧躯干、四肢的本体感觉和精细触觉（图15-9）。

（2）脊髓丘系 spinothalamic tract：由脊髓丘脑侧束和脊髓丘脑前束经脊髓侧索前部上行，在延髓中部合并形成脊髓丘脑束，止于背侧丘脑腹后外侧核，传导对侧躯干、四肢的痛温觉和粗触压觉。

（3）三叉丘系 trigeminal lemniscus：又称三叉丘脑束，由三叉神经脊束核和三叉神经脑桥核发出的二级感觉纤维所组成，止于背侧丘脑腹后内侧核，主要传导对侧头面部皮肤、牙及口、鼻黏膜的痛温觉和触压觉（图15-10）。

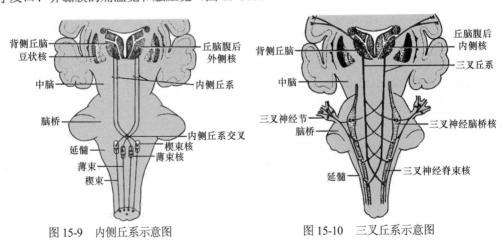

图15-9　内侧丘系示意图　　　　图15-10　三叉丘系示意图

（4）外侧丘系：由起于双侧蜗神经核和核双侧上橄榄核的纤维所组成，主要传导双侧耳的听觉冲动。

2. 长下行纤维束 锥体束是大脑皮质发出的控制随意运动的下行纤维束,分两部分:一部分纤维在脑干内的行径中陆续止于脑神经运动核,称皮质核束 corticonuclear tract;另一部分纤维继续下降至延髓上部构成锥体。在锥体下端,大部分纤维左、右相互交叉至对侧,形成锥体交叉。交叉后的纤维下行于脊髓外侧索,即皮质脊髓侧束 lateral corticospinal tract;小部分未交叉的纤维在脊髓的前索内下行,即皮质脊髓前束 anterior corticospinal tract(图 15-11)。

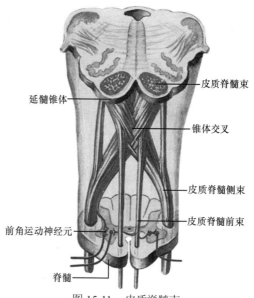

图 15-11　皮质脊髓束

(三) 网状结构

在脑干中除脑神经核和其他边界明确的核团(如薄束核、楔束核、红核和黑质等)以及长距离的纤维束外,在脑干被盖部的中央区域布满纵横交织的纤维,其间散布着大小不等的神经细胞核团,这些区域称网状结构。在进化上网状结构较古老,保持着多突触联系的形态特征。在纤维联系上,网状结构接受来自各种感觉传导体系的信息,传出纤维直接或间接地联系着中枢神经的各级水平。

四、脑干的功能

1. 调控躯体运动。
2. 参与睡眠发生、觉醒和意识。
3. 调节内脏活动。

学习思考

1. 简述第四脑室的构成及交通。
2. 简述脑干内交叉纤维束的名称及性质。

(米永杰)

第三节　小脑、间脑

目的要求

掌握:小脑的位置、分叶和功能。间脑的位置和分部,下丘脑的组成及主要核团的名称、位置和功能。

熟悉：小脑内部结构，丘脑腹后核的纤维联系。

了解：小脑三对脚的名称、位置及纤维成分，下丘脑与垂体的关系、下丘脑功能。

临床案例

案例 15-3

患者，女，40 岁。病初渐感头昏、无力、走路不稳、双手拿物不准，后逐渐出现饮水呛咳，吞咽困难；说话不清楚，经反复检查排除咽喉部疾病。查体伸舌居中，舌肌无萎缩；四肢肌力正常，肌张力略低，腱反射正常，无病理反射，行走蹒跚，双足间距加宽，指鼻试验（＋），双上肢轮替动作笨拙。

问题思考：

试分析该病例的病变位置，并用解剖学知识解释患者的症状。

一、小脑

小脑 cerebellum 是重要的运动调节中枢，位于颅后窝，前面隔第四脑室与脑干相邻，上方隔小脑幕与大脑半球枕叶相邻。

（一）小脑的外形（图 15-12）

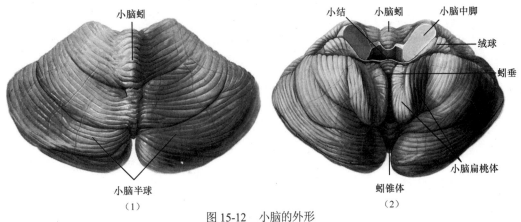

图 15-12 小脑的外形
(1) 上面观；(2) 下面观

形态 { 小脑蚓：小脑中部比较狭窄的部分
　　　　小脑半球：小脑两侧的膨大部
　　　　小脑脚：小脑上、中、下 3 对

小脑扁桃体：在小脑半球下面的前内侧，各有一突出部，紧邻延髓和枕骨大孔两侧，称小脑扁桃体。当颅内压增高时，可引起小脑扁桃体疝，压迫延髓，危及生命。

（二）小脑的分叶和功能分部

形态学 { 前叶：小脑上面原裂以前的部分
　　　　后叶：小脑原裂与外侧裂之间
　　　　绒球小结叶：小脑下面借外侧裂与后叶分界

功能分部 { 原小脑（前庭小脑）：绒球小结叶
旧小脑（脊髓小脑）：小脑上面原裂以前、小脑蚓及中间带
新小脑（大脑小脑）：半球外侧部

（三）小脑内部结构

小脑表面的灰质称小脑皮质，皮质的深部是由大量神经纤维组成的白质，髓质中央部埋藏有灰质核团称小脑核。

1. 小脑皮质 位于小脑表面，并向内部深陷形成沟，将小脑表面分成许多小脑叶片。小脑皮质由神经元的胞体和树突组成，其细胞构筑分为3层，由浅至深依次为：分子层、梨状细胞层、颗粒层。

2. 小脑白质 由3类纤维构成。

（1）小脑皮质梨状细胞发出的轴突终止于小脑中央核和中央核投射至小脑皮质的纤维。

（2）相邻小脑叶片间或小脑各叶之间的联络纤维。

（3）联系小脑和小脑以外其他脑区的传入、传出纤维，主要组成3对小脑脚。

3. 小脑核 又称小脑中央核，埋于小脑白质内。共有4对，由内侧向外侧依次为顶核、球状核、栓状核、齿状核。顶核也称为小脑内侧核，球状核和栓状核合称中间核，齿状核亦称为小脑外侧核（图15-13）。

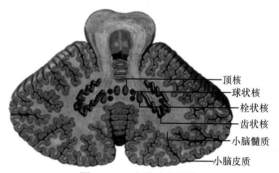

图 15-13 小脑内部结构

（四）小脑的功能

1. 前庭小脑 维持身体平衡，协调眼球运动。

2. 脊髓小脑 调节肌张力，维持姿势。

3. 大脑小脑 协调随意运动。

二、间脑

（一）间脑的位置

间脑 diencephalon 位于脑干与端脑之间，连接大脑半球和中脑，中间有第三脑室。

（二）间脑的分部

根据位置和功能可将间脑分为五部分。

{ 背侧丘脑：为一对卵圆形灰质团块
后丘脑：内侧膝状体、外侧膝状体
底丘脑：位于中脑和间脑的过渡区
上丘脑：包括丘脑髓纹、缰三角、缰连合、松果体和后连合
下丘脑：包括视交叉、视束、灰结节、漏斗、垂体、乳头体

(三) 间脑的内部结构

1. 背侧丘脑

(1) 分部：背侧丘脑被一水平位呈 Y 形的白质内髓板分隔为前核群、内侧核群和外侧核群（图 15-14）。

$$\begin{cases} 前核群：内髓板分叉处前上方 \\ 内侧核群：内髓板的内侧 \\ 外侧核群 \begin{cases} 背侧核群 \\ 腹侧核群 \begin{cases} 腹前核 \\ 腹中间核 \\ 腹后核 \begin{cases} 腹后内侧核 \\ 腹后外侧核 \end{cases} \end{cases} \end{cases} \end{cases}$$

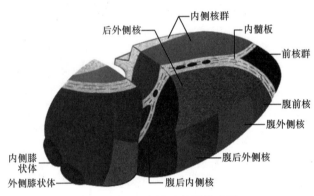

图 15-14 背侧丘脑核团模式图

(2) 核团分类

$$\begin{cases} 非特异性投射核团：包括正中核和板内核 \\ 联络核团：包括内侧核、外侧核群背侧核和前核群 \\ 特异性中继核团：包括腹前核、腹中间核和腹后核 \end{cases}$$

(3) 背侧丘脑功能：背侧丘脑是皮质下感觉的最后中继站，并可能感知粗略的痛觉。当背侧丘脑受损时，可引起感觉功能障碍和痛觉过敏及自发性疼痛等。此外，通过腹中间核和腹前核，将大脑皮质与小脑、纹状体、黑质连为一体，实现对躯体运动的调节。

2. 下丘脑

(1) 下丘脑核团（图 15-15）

$$\begin{cases} 视上核：视交叉外端背外侧，分泌抗利尿激素，经视上垂体束至垂体后叶 \\ 视旁核：第三脑室上部两侧，分泌催产素，经视旁垂体束至垂体后叶 \\ 漏斗核：位于漏斗深面 \\ 视交叉上核：中线两侧，视交叉上方 \\ 乳头体核：位于乳头体内，发出乳头丘脑束、乳头被盖束等 \end{cases}$$

第十五章 中枢神经系统

（2）下丘脑的功能

1）下丘脑是神经内分泌中心，它通过与垂体的密切联系，将神经调节和体液调节融为一体，调节机体的内分泌活动。

2）下丘脑也是皮质下自主神经活动的高级中枢。

3）下丘脑与边缘系统有密切联系，从而参与情绪行为的调节。

4）下丘脑的视交叉上核与人类昼夜节律有关，具有调节机体昼夜节律的功能。

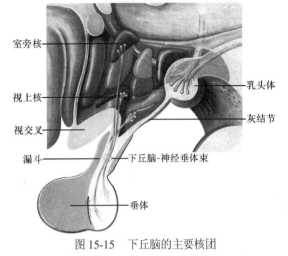

图 15-15　下丘脑的主要核团

 学习思考

1. 简述小脑的功能。
2. 简述背侧丘脑的分部。

（米永杰）

第四节　端　　脑

■ 目的要求

掌握：端脑的外形、分叶及大脑皮质的功能定位（包括第Ⅰ躯体运动区、第Ⅰ躯体感觉区、视区、听区、语言区）的位置和功能。基底核的组成，内囊的位置、分部及通过的传导束。

熟悉：脑室系统的组成和位置。

了解：大脑髓质的纤维分类、大脑边缘系统。

■ 临床案例

案例 15-4

患者，男，25 岁。因突然晕倒，被家属送到医院，约 6 小时后苏醒。查体发现：病人面部右眼裂以下面肌瘫痪，伸舌时舌尖偏向右侧，舌肌未见萎缩；咽、喉部肌正常，可发音，但是只能发出无规则的语言；右上肢痉挛性瘫痪，随意运动受损，肌张力增加，腱反射亢进。

问题思考：

试分析该病例的病变位置，并用解剖学知识解释患者的症状。

143

端脑 telencephalon 是脑的最高级部位，由左、右两大脑半球组成。两大脑半球间的深裂，称大脑纵裂 cerebral longitudinal fissure。裂底为连接两侧大脑半球的白质板，称胼胝体 corpus callosum。两大脑半球后部与小脑间的横裂，称大脑横裂。

一、大脑的外形

（一）大脑半球的叶间沟和分叶（图 15-16）

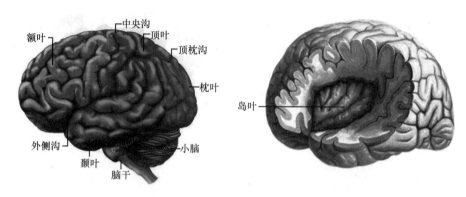

图 15-16　大脑半球的分叶

叶间沟 ｛ 外侧沟：自半球下面，行向后上方，至半球上外侧面的深沟
　　　　 中央沟：自半球上缘中点稍后方，斜向前下方，几乎达外侧沟
　　　　 顶枕沟：半球内侧面后部自前下斜向后上

五叶 ｛ 额叶：位于外侧沟以上，中央沟以前
　　　 顶叶：位于外侧沟上方，顶枕沟和中央沟之间

五叶 ｛ 枕叶：位于顶枕沟后方
　　　 颞叶：位于枕叶前方，外侧沟下方
　　　 岛叶：位于外侧沟底，为额叶、顶叶和颞叶所掩盖

（二）各叶主要的沟回

1. 上外侧面（图 15-17）

额叶 ｛ 中央前沟、额上沟、额下沟
　　　 中央前回：中央沟与中央前沟之间
　　　 额上回：额上沟以上
　　　 额中回：额上沟与额下沟之间
　　　 额下回：额下沟与外侧沟之间

顶叶 ｛ 中央后沟、顶内沟
　　　 中央后回：中央沟与中央后沟之间
　　　 顶上小叶：顶内沟与大脑半球上缘之间
　　　 顶下小叶：顶内沟以下的脑回，有缘上回、角回

颞叶
- 颞上沟、颞下沟
- 颞上回：颞上沟与外侧沟之间
- 颞中回：颞上沟与颞下沟之间
- 颞下回：颞下沟与大脑下缘之间

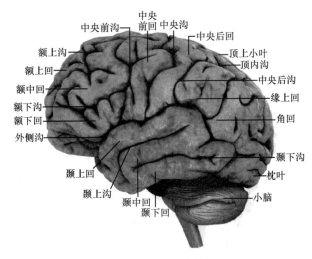

图 15-17　大脑半球外侧面

2. 内侧面（图 15-18）
- 中央旁小叶：中央前、后回向大脑内侧面的延续部分
- 扣带回：胼胝体与扣带沟之间
- 距状沟：位于胼胝体后下方，呈弓形向后至枕叶后端
- 楔叶：距状沟与顶枕沟之间
- 舌回：距状沟下方皮质

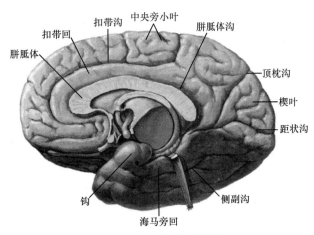

图 15-18　大脑半球内侧面

3. 底面（图 15-19）

- 枕颞沟、侧副沟、海马沟
- 枕颞外侧回：枕颞沟与大脑下缘之间
- 枕颞内侧回：枕颞沟与侧副沟之间
- 海马旁回：位于侧副沟的内侧皮质
- 钩：海马旁回前端的弯曲呈钩形
- 齿状回：海马沟的上方窄条皮质
- 海马：齿状回外侧，侧脑室底壁上方

二、大脑内部结构

大脑半球表面的灰质层称大脑皮质，深部的白质又称髓质，蕴藏在白质内的灰质团块为基底核，大脑半球内的腔隙为侧脑室。

（一）大脑皮质

1. 大脑皮质的功能定位

（1）第Ⅰ躯体运动区 first somatic motor area：主要位于中央前回和旁中央小叶前部（图15-20，图15-21），此区对躯体运动的控制有下列特征：①交叉性，即一侧皮质运动区支配另一侧躯体肌，但头面部支配为双侧性；②功能定位精细，

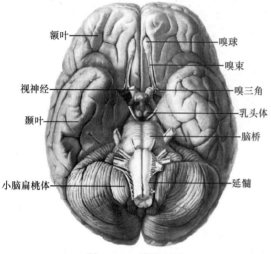

图 15-19　端脑底面

一定部位皮质支配一定部位的肌，其定位安排呈身体的倒影：即下肢代表区在中央前回上部和中央旁小叶前部，上肢在中间，头面部在底部，但头面部代表区的内部安排呈正立位；③运动代表区的大小与运动的精细程度有关，运动越精细、越复杂部位，在皮质运动区内所占范围越大。

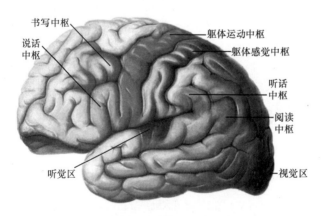

图 15-20　大脑皮质的功能定位（上外侧面）

（2）第Ⅰ躯体感觉区 first somatic sensory area：主要位于中央后回和旁中央小叶后部（图15-20，图15-21），接受对侧半背侧丘脑腹后核传入的浅、深感觉纤维。其投射特征是：①交叉管理，一侧半身浅、深感觉投射到对侧半球的中央后回。②身体各部在中央后回的投射呈倒置的人形，即自中央旁小叶开始依次是下肢、躯干、上肢、头颈的投射区。但头颈投射正置。③身体感觉灵敏的部位在投射区面积大，如手指、唇、舌的投射区最大。

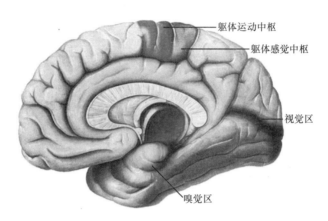

图 15-21　大脑皮质的功能定位（内侧面）

（3）视觉区 visual area：位于枕叶内侧面，距状沟上、下的皮质区。一侧视区接受同侧视网膜颞侧半和对侧视网膜鼻侧半的纤维经外侧膝状体中继传来的视觉信息。一侧视区损伤，可引起双眼视野同向性偏盲。

（4）听觉区 auditory area：位于颞横回。听觉投射呈双侧性，即一侧听觉区接受双侧耳蜗听觉感受器传来的冲动，但以对侧为主。所以一侧听区损伤，可使双侧听力下降，但不会完全耳聋。

（5）嗅觉区 olfactory area 与味觉区 gustatory area：嗅觉在大脑皮质的投射区位于边缘叶前底部。味觉投射在中央后回头面部感觉区下方。

（6）语言区：语言功能是人类在社会历史发展中逐渐形成的，为人类大脑皮质所特有。语言区主要有四个：①听觉性语言中枢，位于缘上回。此区受伤后，听觉虽无障碍，但不能理解其语言意思，称感觉性失语。②视觉性语言中枢，位于角回，接近视区。此区受损，病人视觉无障碍，但不能阅读和理解文字符号的意义，称失读症。③书写中枢，位于额中回后部。此区受损，手虽能运动，但丧失了书写文字符号的能力，称失写症。④运动性语言中枢，位于额下回后部。此区受损，喉肌不瘫痪，能发音，但不能将音节、词组等组成表达思维活动的语言，称运动性失语症。

2．基底核（图15-22）　为埋藏于大脑半球基底部髓质内的灰质团的总

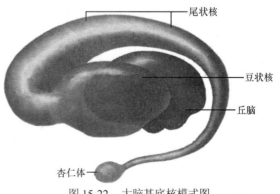

图 15-22　大脑基底核模式图

称，因位置靠近脑底而得名。基底核包括尾状核、豆状核、屏状核和杏仁体等。豆状核和尾状核又合称纹状体 corpus striatum。

（1）尾状核 caudate nucleus：呈 C 形弯曲的蝌蚪状，从三面环绕背侧丘脑。其前部膨大称头，中间较细称体，后部缩细称尾。尾状核头、体两部均位于背侧丘脑背外侧，尾绕过背侧丘脑后端折而向前，末端与杏仁体相连。

（2）豆状核 lentiform nucleus：位于背侧丘脑外侧，被穿行其中的纤维分隔为三部分：外侧部最大，称壳；内侧的两部合称苍白球。尾状核头部与豆状核之间借白质纤维相连，外观呈条纹状，故两者合称纹状体。从种系发生上来看，苍白球发生较早，称旧纹状体。尾状核和壳发生较晚，合称新纹状体。

（3）杏仁体 amygdaloid body：连于尾状核末端，属边缘系统的一部分，其功能与内脏活动、行为和情绪活动有关。

（二）大脑髓质

大脑半球的髓质由大量神经纤维束组成，可分为下列三种。

1. 联络纤维 是联络同侧大脑半球各叶间、各回间的往返纤维。

2. 连合纤维 是联系左、右大脑半球的纤维。主要有胼胝体。

3. 投射纤维 是联系大脑皮质与皮质下中枢（包括基底核、间脑、脑干和脊髓）的上、下行纤维，总称投射纤维。这些纤维出入大脑半球时，经过背侧丘脑、尾状核与豆状核之间，在此集中成一个厚的白质板，称内囊 internal capsule（图 15-23）。在端脑水平切面上，内囊呈开口向外的"><"状。通常把尾状核头和豆状核之间的部分，称内囊前肢；豆状核和背侧丘脑间的部分，称内囊后肢，内含有皮质脊髓束和丘脑皮质束；内囊前、后肢的相接部分称内囊膝，含有皮质核束。

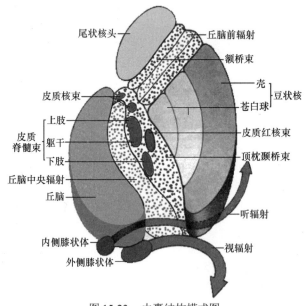

图 15-23　内囊结构模式图

(三) 侧脑室

侧脑室是位于大脑半球深面的左、右对称的腔隙，内含透明脑脊液（图 15-24）。侧脑室略呈 C 形，其伸向额叶的部分称前角；伸向枕叶的部分称后角；伸向颞叶的部分最长，称下角。三角相遇在顶叶内，称中央部。两侧前脚各借室间孔与第三脑室相通。侧脑室脉络丛位于中央部和下角内，它不断分泌脑脊液。

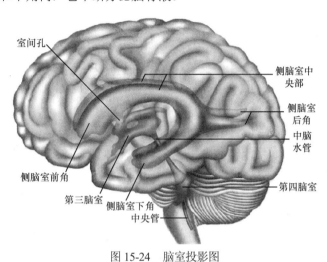

图 15-24　脑室投影图

(四) 边缘系统

大脑的扣带回、海马旁回、钩及海马等合称边缘叶。边缘系统由边缘叶及与其密切联系的皮层下结构共同组成。主要与内脏活动、情绪反应、记忆和性功能有关。

 学习思考

1. 简述大脑皮质的功能定位。
2. 基底核包括哪些？
3. 何为内囊？一侧内囊损伤会出现何症状？

（米永杰）

第十六章 周围神经系统

周围神经系统 peripheral nervous system 是指中枢神经系统以外的神经成分，包括脊神经、脑神经和内脏神经。脊神经与脊髓相连，主要分布于躯干和四肢；脑神经与脑相连，主要分布于头、颈部；内脏神经分布于内脏、心血管和腺体。

第一节 脊神经

目的要求

掌握：脊神经的组成、纤维成分和分布概况。颈丛、臂丛、腰丛、骶丛的组成和位置。膈神经、肌皮神经、正中神经、尺神经、桡神经、腋神经、股神经、坐骨神经、胫神经和腓总神经的主要走行、分支和分布。胸神经前支分布的节段性规律。

熟悉：正中神经、尺神经、桡神经、腋神经、胫神经和腓总神经损伤后的表现。

了解：臂丛、腰丛、骶丛其他分支的分布。

临床案例

案例 16-1

患者，男，65 岁。不慎被别人击中其左小腿外上方。伤处疼痛剧烈，左腿无力，诉其左腿外侧及足背麻木，左足和足趾不能背屈。检查发现患者左下肢呈"跨阈步态"（行走时足抬得很高，落地迅速）。左腓骨头、腓骨颈等处肌紧张，左下肢外侧远端和足背感觉缺失。下肢 X 线片报告腓骨颈骨折。初步诊断为腓骨颈骨折和腓总神经损伤。

问题思考：
试用解剖学知识解释患者的症状。

一、脊神经的构成、分部

脊神经共 31 对，包括 8 对颈神经、12 对胸神经、5 对腰神经、5 对骶神经和 1 对尾神经。每对脊神经皆由与脊髓相连的前根和后根在椎间孔处合并而成。脊神经后根在椎间孔附近有一个椭圆形膨大的脊神经节，内含感觉神经元的胞体。

二、脊神经的纤维成分

脊神经都是混合性神经，含有感觉纤维和运动纤维。根据脊神经分布范围和功能的不同，可将脊神经所含的神经纤维成分分为四种（图 16-1）：

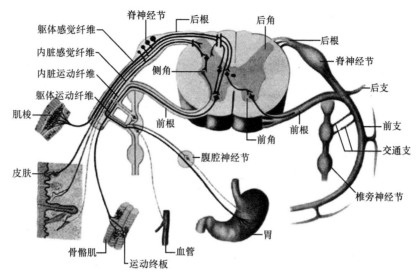

图 16-1　脊神经的组成和分支、分布示意图

1. **躯体感觉纤维**　分布于皮肤、骨骼肌、肌腱和关节中。
2. **内脏感觉纤维**　分布于内脏、心血管和腺体中。
3. **躯体运动纤维**　分布于骨骼肌，支配其运动。
4. **内脏运动纤维**　支配平滑肌和心肌的运动，控制腺体的分泌。

三、脊神经的分支

脊神经干较短，出椎间孔后立即分为以下 4 支：

1. **前支**　粗大，分布于躯干前外侧和四肢。除胸神经外，先交织成丛（颈丛、臂丛、腰丛、骶丛），由丛再分支分布到相应区域。
2. **后支**　较细，分布于项、背、腰骶部深层的肌和皮肤中。
3. **脊膜支**　经椎间孔返回椎管，分布于脊髓的被膜等处。
4. **交通支**　连于脊神经与交感神经节之间的细支。白交通支由脊神经至交感神经节，灰交通支由交感干至脊神经。

四、颈丛

（一）颈丛的组成和位置

颈丛 cervical plexus 由第 1~4 颈神经前支构成，位于胸锁乳突肌上部的深面。

（二）颈丛的分支

1. **皮支**　于胸锁乳突肌后缘中点浅出（图 16-2）。
（1）枕小神经：分布于枕及耳后部皮肤。
（2）耳大神经：分布于耳郭及附近皮肤。
（3）颈横神经：分布于颈部皮肤。

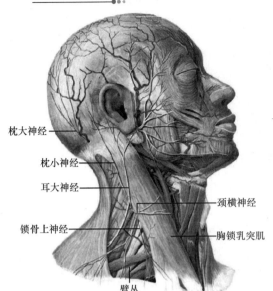

图 16-2 颈丛皮支的分布

(4) 锁骨上神经：分布于颈侧区、胸上部和肩部的皮肤。

2．肌支 主要支配颈部深层肌、肩胛提肌、舌骨下肌群和膈肌。

3．颈袢 第 1 颈神经的分支加入舌下神经并分支至颏舌肌和甲状舌骨肌。舌下神经的降支与第 2、3 颈神经的分支汇合形成颈袢，并发出分支至舌骨下肌群。

4．膈神经 是颈丛最重要的分支，沿前斜角肌前面下行，在锁骨下动、静脉之间入胸腔，越过肺根的前方，在心包两侧下行达膈。其运动纤维支配膈，感觉纤维分布于心包、纵隔胸膜、膈胸膜及膈下面中央部的腹膜（图 16-3）。右膈神经的感觉支还分布于肝、胆囊和肝外胆道等。

五、臂丛

（一）臂丛的组成和位置

臂丛 brachial plexus 由第 5~8 颈神经前支和第 1 胸神经前支的大部分纤维组成（图 16-4）。臂丛从斜角肌间隙穿出，行于锁骨下动脉后上方，经锁骨后方进入腋窝。组成臂丛的 5 个神经根反复分支、组合后，形成内侧束、外侧束及后束，分别从外、内、后三面包围腋动脉。

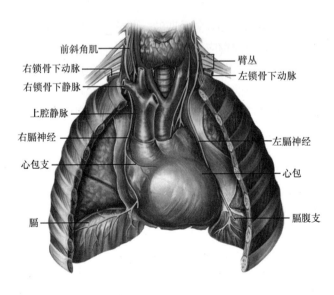

图 16-3 膈神经

（二）臂丛的主要分支与分布

1．肌皮神经 musculocutaneous nerve 发自外侧束，斜穿臂肌前群之间，并发出分支支配该肌群。其终支在肱二头肌下端穿出，称前臂外侧皮神经，分布于前臂外侧皮肤（图 16-4）。

2．腋神经 axillary nerve 发自后束，绕肱骨外科颈至三角肌深面。肌支支配三角肌和小圆肌，皮支分布于肩部和臂外侧区上部的皮肤（图 16-4）。

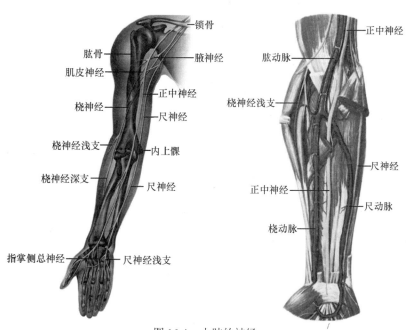

图 16-4 上肢的神经

3．正中神经 median nerve 由臂丛内、外侧束共同组成，沿肱二头肌内侧下降至肘窝。向下经前臂前群浅、深层肌之间至腕部，经腕管入手掌。正中神经在臂部无分支，在肘部和前臂发出肌支，支配除尺侧腕屈肌、肱桡肌和指深屈肌尺侧半以外的所有前臂屈肌。在手掌发出肌支，支配除拇收肌以外的全部鱼际肌和第1、2蚓状肌；皮支分布于鱼际和桡侧3个半指掌面的皮肤（图 16-5）。

4．尺神经 ulnar nerve 发自内侧束，在肱二头肌内侧随肱动脉下行，在臂中部转向后下，经肱骨内上髁后方的尺神经沟转至前臂内侧，沿尺动脉的内侧下行达腕

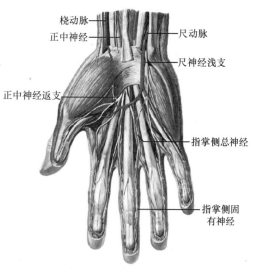

图 16-5 手的神经（掌侧面）

部。尺神经在臂部无分支，在前臂分支支配尺侧腕屈肌、指深屈肌尺侧半。在手掌，发肌支支配小鱼际肌、骨间肌和第 3、4 蚓状肌；皮支分布于小鱼际和尺侧一个半手指的皮肤中。在手背，分布于手背尺侧半和尺侧两个半手指的皮肤中（图 16-6）。

5. 桡神经 radial nerve 发自后束，在腋窝位于腋动脉后方，伴肱深动脉向下外行，沿桡神经沟绕肱骨中段背侧旋向外下，在肱骨外上髁上方穿外侧肌间隔至肘窝前面，分为浅、深支（图 16-4）。桡神经浅支为皮支，分布于手背桡侧半和桡侧两个半手指的手背面皮肤。桡神经深支支配全部前臂伸肌和肱桡肌。桡神经主干在臂部发出肌支支配肱三头肌和肱桡肌，皮支分布于前臂背面。

六、胸神经前支

胸神经前支共 12 对。除第 1 对的大部分参与臂丛，第 12 对的少部分参与腰丛的组成外，其余皆单独走行。第 1~11 对胸神经前支位于相应的肋间隙中，称肋间神经 intercostal nerves；第 12 对胸神经前支位于第 12 肋下方，称肋下神经 subcostal nerve。

胸神经前支在胸、腹壁皮肤呈明显的节段性和重叠性分布（图 16-7）。节段性分布为由上向下依顺序分节段排列，见表 16-1。

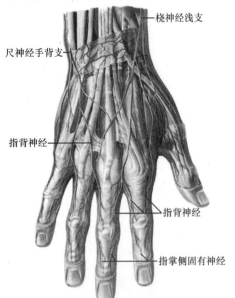

图 16-6　手的神经（背侧面）

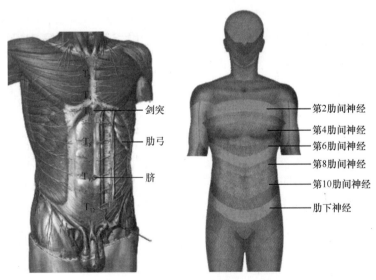

图 16-7　胸神经前支的节段性分布概况

表 16-1　胸神经前支的节段性分布

序数	分布平面	序数	分布平面
T_2	胸骨角平面	T_8	肋弓平面
T_4	乳头平面	T_{10}	脐平面
T_6	剑胸结合平面	T_{12}	脐与耻骨联合连线的中点平面

七、腰丛

(一) 腰丛的组成和位置

腰丛 lumbar plexus 由第 12 胸神经前支的一部分、第 1~3 腰神经前支和第 4 腰神经前支的一部分组成，位于腰大肌深面（图 16-8）。

(二) 腰丛的主要分支与分布

1. 髂腹下神经　自腰大肌外侧缘穿出，经髂嵴上方进入腹肌之间前行，在腹股沟浅环上方 3cm 处穿腹外斜肌腱膜达皮下，沿途分布于腹壁诸肌，并发出皮支分布于腹股沟区及下腹部的皮肤。

2. 髂腹股沟神经　行于髂腹下神经下方，穿经腹股沟管，伴精索或子宫圆韧带自腹股沟管浅环穿出。肌支分布于腹壁肌，皮支分布于腹股沟区、阴囊或大阴唇的皮肤。

3. 闭孔神经　自腰大肌内侧缘穿出，沿盆侧壁前行，穿出闭膜管至股内侧，进入股内侧肌群，其肌支支配闭孔外肌、大腿内收肌群，皮支分布于大腿内侧的皮肤。

4. 股神经 femoral nerve　是腰丛中最大的神经。自腰大肌外侧缘穿出，行于腰大肌与髂肌之间，经腹股沟韧带中点的深面，于股动脉外侧进入股三角（图 16-8）。股神经的肌支主要支配股前群肌，皮支除分布于股前部皮肤外，还分出隐神经 saphenous nerve 分布于小腿内侧面及足内侧缘皮肤。

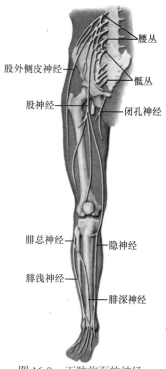

图 16-8　下肢前面的神经

八、骶丛

(一) 骶丛的组成和位置

骶丛 sacral plexus 由第 4 腰神经前支的一部分与第 5 腰神经前支合成的腰骶干、全部骶神经和尾神经的前支组成，位于盆腔后壁和梨状肌的前方，其分支分布于盆壁、会阴、臀部、大腿后部、小腿及足。

(二) 骶丛的主要分支与分布

1. 臀上神经　经梨状肌上孔出骨盆，支配臀中肌、臀小肌和阔筋膜张肌（图 16-9）。如臀上神经受损，下肢外展功能障碍，当患者抬起健肢以患肢站立时，骨盆向健侧倾斜。

2. 臀下神经　经梨状肌下孔出骨盆，支配臀大肌。臀下神经受损，如起立和上楼梯时，伸髋关节受限。

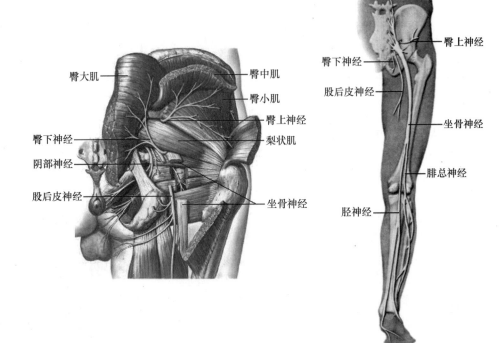

图 16-9　下肢后面的神经

3. 阴部神经　经梨状肌下孔出骨盆,绕坐骨棘经坐骨小孔进入坐骨直肠窝,分布于会阴、外生殖器和肛门周围的肌与皮肤。

4. 坐骨神经 sciatic nerve　是全身最长、最粗大的神经,经梨状肌下孔出骨盆,在臀大肌深面,经坐骨结节与股骨大转子之间下行至股后区,在股二头肌深面下行,达腘窝上方分为胫神经和腓总神经两终支(图 16-9)。在股后部,坐骨神经主干分支分布于髋关节和股后群肌。

（1）胫神经 tibial nerve：为坐骨神经的直接延续,在小腿比目鱼肌深面伴胫后动脉下行,经内踝后方进入足底。胫神经肌支支配小腿后群肌及足底肌,皮支分布于小腿后面和足底皮肤。

（2）腓总神经 common peroneal nerve：沿腘窝外侧缘下降,绕腓骨颈外侧向前下,分为腓浅神经和腓深神经。腓浅神经在腓骨长、短肌之间下行,分支支配小腿外侧群肌,皮支分布于小腿外侧、足背及第 2～5 趾背的皮肤。腓深神经穿经小腿前群肌深面至足背,分布于小腿肌前群、足背肌、小腿前面及第 1、2 趾相对缘的皮肤。

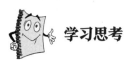　学习思考

1. 简述颈丛、臂丛、腰丛、骶丛的组成和位置。
2. 简述颈丛、臂丛、腰丛、骶丛的主要分支及其分布范围。

（米永杰）

第二节 脑 神 经

目的要求

掌握：12对脑神经的名称、纤维成分、连脑部位。三叉神经、面神经、舌咽神经、迷走神经的行程、分支和分布。

熟悉：脑神经损伤后可能出现的症状。

了解：脑神经出颅的部位、脑神经中的神经节。

临床案例

案例16-2

患者，女，39岁。受冷风吹过后，感觉右侧耳周和耳内疼痛，右侧面部麻木和发胀，面部歪斜变形，右眼不能闭合。说话口齿不清，饮食时食物滞留于右侧颊齿之间，一侧流涎。查体：神志清楚，右额纹消失，右鼻唇沟变浅，右眉下垂，右眼睑和右口角下垂，右唇不能闭合。

问题思考：

试用解剖学知识推断什么是神经病变。

一、脑神经名称、性质、连脑部位及进出颅腔部位

脑神经是与脑相连的周围神经，共12对，其排列顺序通常用罗马数字表示（图16-10），详见表16-2。

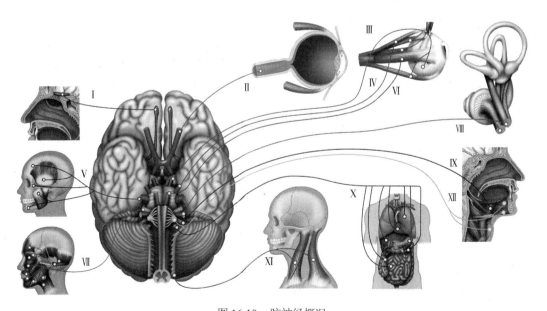

图16-10 脑神经概况

表 16-2　脑神经名称、性质、连脑部位及进出颅腔部位

顺序名称	性质	连脑部位	进出颅腔部位
Ⅰ 嗅神经	感觉性	端脑	筛孔
Ⅱ 视神经	感觉性	间脑	神经管
Ⅲ 动眼神经	运动性	中脑	眶上裂
Ⅳ 滑车神经	运动性	中脑	眶上裂
Ⅴ 三叉神经	混合性	脑桥	眼神经：眶上裂
			上颌神经：圆孔
			下颌神经：卵圆孔
Ⅵ 展神经	运动性	脑桥	眶上裂
Ⅶ 面神经	混合性	脑桥	内耳门、茎乳孔
Ⅷ 前庭蜗神经	感觉性	脑桥	内耳门
Ⅸ 舌咽神经	混合性	延髓	颈静脉孔
Ⅹ 迷走神经	混合性	延髓	颈静脉孔
Ⅺ 副神经	运动性	延髓	颈静脉孔
Ⅻ 舌下神经	运动性	延髓	舌下神经管

二、脑神经的纤维成分

由于头面部出现了特殊的感受器（前庭蜗器和味蕾等）以及由鳃弓演化而来的骨骼肌，使脑神经的纤维成分较脊神经复杂，含 7 种纤维成分，详见表 16-3。

表 16-3　脑神经纤维成分

纤维成分	分布、支配
一般躯体感觉纤维	分布于皮肤、肌、肌腱和口、鼻大部分黏膜
特殊躯体感觉纤维	分布于外胚层衍化而来的特殊感觉器官（视器和前庭蜗器）
一般内脏感觉纤维	分布于头、颈、胸、腹的脏器
特殊内脏感觉纤维	分布于味蕾和嗅器
一般躯体运动纤维	支配中胚层衍化而来的眼球外肌、舌肌等横纹肌
一般内脏运动纤维	支配平滑肌、心肌和腺体分泌
特殊内脏运动纤维	支配由鳃弓衍化而来的咀嚼肌、面肌、咽喉肌等横纹肌

三、脑神经的纤维成分、分布及损伤症状

12 对脑神经的纤维成分、分布、损伤症状见表 16-4。

表 16-4 脑神经简表

顺序及名称	成分	起核	终核	分布	损伤症状
Ⅰ嗅神经	特殊内脏感觉		嗅球	鼻腔嗅黏膜	嗅觉障碍
Ⅱ视神经	特殊躯体感觉		外侧膝状体	眼球视网膜	视觉障碍
Ⅲ动眼神经	一般躯体运动	动眼神经核		上、下、内直肌，下斜肌，上睑提肌	眼外斜视、上睑下垂
	一般内脏运动（副交感）	动眼神经副核		瞳孔括约肌，睫状肌	对光及调节反射消失
Ⅳ滑车神经	一般躯体运动	滑车神经核		上斜肌	眼不能外下斜视
Ⅴ三叉神经	一般躯体感觉		三叉神经脊束核、三叉神经脑桥核、三叉神经中脑核	头面部皮肤，口腔、鼻腔黏膜，牙、牙龈，眼球，硬脑膜等	头面部感觉障碍
	特殊内脏运动	三叉神经运动核		咀嚼肌、二腹肌前腹、下颌舌骨肌、鼓膜和腭帆张肌	咀嚼肌瘫痪
Ⅵ展神经	一般躯体运动	展神经核		外直肌	眼内斜视
Ⅶ面神经	一般躯体感觉		三叉神经脊束核	耳部皮肤	
	特殊内脏运动	面神经核		面部表情肌、颈阔肌、茎突舌骨肌、二腹肌后腹、镫骨肌	额纹消失、眼不能闭合、口角歪向健侧、鼻唇沟变浅
	一般内脏运动	上泌涎核		泪腺、下颌下腺、舌下腺及鼻腔和腭的腺体	分泌障碍
	特殊内脏感觉		孤束核上部	舌前 2/3 味蕾	舌前 2/3 味觉障碍
Ⅷ前庭蜗神经	特殊躯体感觉		前庭神经核群	平衡器的半规管壶腹脊、球囊斑和椭圆囊斑	眩晕、眼球震颤等
	特殊躯体感觉		蜗神经核	耳蜗螺旋器	听力障碍
Ⅸ舌咽神经	特殊内脏运动	疑核		茎突咽肌	
	一般内脏运动（副交感）	下泌涎核		腮腺	分泌障碍
	一般内脏感觉		孤束核	咽、鼓室、咽鼓管、软腭、舌后 1/3 的黏膜、颈动脉窦、颈动脉小球	咽后与舌后 1/3 感觉障碍、咽反射消失
	特殊内脏感觉		孤束核上部	舌后 1/3 味蕾	舌后 1/3 味觉丧失
	一般躯体感觉		三叉神经脊束核	耳后皮肤	
Ⅹ迷走神经	一般内脏运动（副交感）	迷走神经背核		颈、胸、腹内脏平滑肌，心肌，腺体	心动过速、内脏活动障碍
	特殊内脏运动	疑核		咽喉肌	发声困难、声音嘶哑、呛咳、吞咽障碍
	一般内脏感觉		孤束核	颈、胸、腹腔脏器，咽喉黏膜	
	一般躯体感觉		三叉神经脊束核	硬脑膜、耳郭及外耳道皮肤	

续表

顺序及名称	成分	起核	终核	分布	损伤症状
XI副神经	特殊内脏运动	疑核		咽喉肌	
		副神经核		胸锁乳突肌、斜方肌	一侧胸锁乳突肌瘫痪，面无力转向对侧；斜方肌瘫痪，肩下垂、提肩无力
XII舌下神经	一般躯体运动	舌下神经核		舌内肌和部分舌外肌	舌肌瘫痪、萎缩，伸舌时舌尖偏向患侧

 学习思考

1. 简述脑神经的排列顺序、名称、分布。
2. 支配舌的神经有哪些？

（米永杰）

第三节　内脏神经系统

目的要求

掌握：内脏神经系统的构成、分布和功能。内脏运动神经和躯体运动神经的区别，交感神经和副交感神经低级中枢的区别。牵涉性痛的概念。

熟悉：节前纤维、节后神经元及节前神经纤维、节后纤维的概念、走行和分布。

了解：主要的椎前节（腹腔节，肠系膜上、下节等）。各主要内脏神经丛的位置和分布。

临床案例

案例16-3

患者李某，65岁。因反复胸痛2年，再次发作加重1周入院。疼痛发生在胸骨后区、左肩、左臂内侧，每次发作持续约20分钟，间隔期为数小时至数天不等。1周前开始每天都有发作，休息可自解，含服硝酸甘油有效。左臂无力，尤其是胸痛发作后更甚。

问题思考：

试用解剖学知识解释患者的症状。

内脏神经 visceral nervous system 主要分布于内脏、心血管和腺体。内脏神经可分为内脏运动神经和内脏感觉神经，内脏运动神经支配平滑肌、心肌和腺体的分泌，以控制和调节新陈代谢活动，不受意识支配，故又称自主神经系统 autonomic nervous system 或植物性神经系统 vegetative nervous system。内脏感觉神经则将内脏、心血管等处感受器的信息传入各级中枢，通过反射调节内脏、心血管等器官的活动。

第十六章 周围神经系统

一、内脏神经的组成

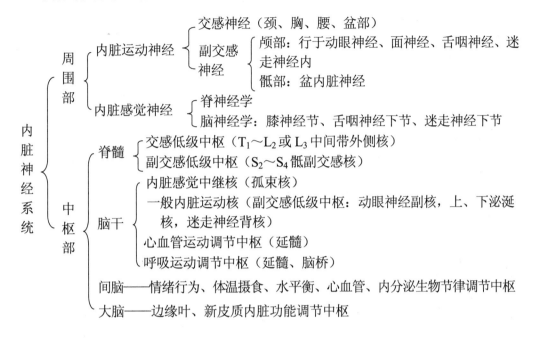

二、内脏运动神经

内脏运动神经与躯体运动神经在形态和功能上存在着较大的差异，两者的差异见表 16-5。

表 16-5 内脏运动神经与躯体运动神经的区别

	躯体运动神经	内脏运动神经
效应器	骨骼肌（受意志支配）	心肌、平滑肌和腺体（不受意志支配）
纤维成分	一种	两种：交感神经和副交感神经
低级中枢	一个神经元	两个神经元：节前神经元和节后神经元
纤维种类	较粗的有髓纤维	薄髓（节前纤维）和无髓（节后纤维）细纤维
分布形式	神经干	神经丛

内脏运动神经根据生理特点不同分为交感神经和副交感神经（图 16-11）。多数内脏器官同时接受两种神经的双重支配。交感神经和副交感神经的结构不同之处，见表 16-6。

表 16-6 交感神经与副交感神经结构的区别

比较内容	交感神经	副交感神经
低级中枢	脊髓 $T_1 \sim L_3$ 节段侧角	脑干的内脏运动神经核，$S_2 \sim S_4$ 节段的副交感神经核
神经节	椎旁节和椎前节	器官旁节和壁内节
节前、节后纤维	节前纤维短，节后纤维长	节前纤维长，节后纤维短
分布范围	分布范围广，分布于全身血管、内脏平滑肌、心肌、腺体（肾上腺髓质除外）、竖毛肌和瞳孔开大肌	仅分布于内脏平滑肌、心肌、腺体以及瞳孔括约肌和睫状肌等

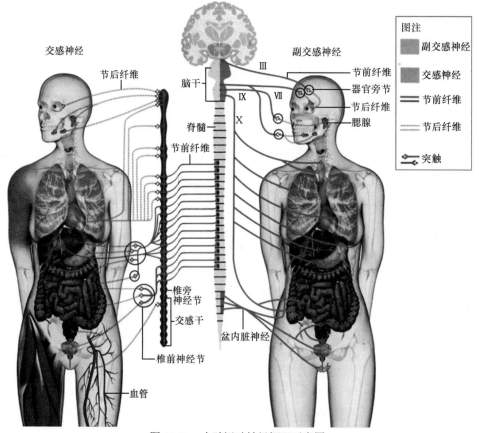

图 16-11 内脏运动神经概况示意图

（一）交感神经

交感神经 sympathetic nerve 的中枢部位于脊髓 T_1～L_3 节段的侧角。周围部由交感神经节、交感干及节前纤维和节后纤维组成。

1. 交感神经节 因位置不同分为椎旁神经节和椎前神经节。椎旁神经节即交感干神经节，位于脊柱两侧，每侧 19～24 个，形态不规则。椎前神经节位于脊柱前方，包括腹腔神经节、主动脉肾节、肠系膜上神经节及肠系膜下神经节，分别位于同名动脉根部附近，相应的节后纤维起自这些神经节。

2. 交感干 由交感干神经节和节间支连接而成，位于脊柱两侧，上起自颅底，下至尾骨前方汇合于奇神经节。交感干神经节借交通支与相应的脊神经相连（图 16-12）。

3. 交通支 分为白交通支和灰交通支（图 16-12）。白交通支是节前纤维，因具有髓鞘色白而得名。白交通支只存在于 T_1～L_3 共 15 对脊神经与相应的交感干神经节之间。灰交通支连于交感干与 31 对脊神经之间，由椎旁节内的神经元发出的无髓鞘的节后纤维组成，因无髓鞘、色灰暗而得名，共 31 对。

（1）白交通支内的节前纤维，进入交感干后有三种去向：①终止于相应的椎旁神经节，并换神经元；②在交感干内上升或下降，再终于颈部或下腰部的椎旁节，并换神经元；③穿过椎旁神经节至椎前神经节换神经元。

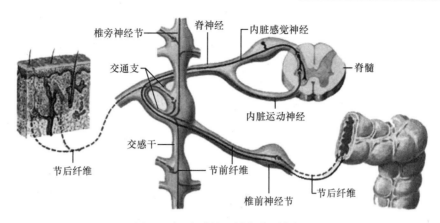

图 16-12　交感神经纤维走行模式图

（2）交感神经节后纤维也有 3 种去向：①经灰交通支返回脊神经，随脊神经分布于全身的血管、汗腺和竖毛肌；②攀附动脉走行，随动脉到达所支配的器官；③离开交感干直接分布到所支配的器官。

4. 交感神经的分布　见表 16-7。

表 16-7　交感神经的构成和分布

节前纤维的来源	节后神经元胞体部位	节后纤维的分布
$T_1 \sim T_5$ 节段的侧角	椎旁节	头颈、胸腔器官及上肢的血管、汗腺、竖毛肌
$T_5 \sim T_{12}$ 节段的侧角	椎旁节或椎前节	肝、胰、脾、肾等腹腔实质器官，结肠左曲以上的消化管
$L_1 \sim L_3$ 节段的侧角	椎旁节或椎前节	结肠左曲以下的消化管、盆腔脏器和下肢的血管、汗腺、竖毛肌

（二）副交感神经

副交感神经 parasympathetic nerve 的中枢部为脑干的 4 对副交感神经核和脊髓 $S_2 \sim S_4$ 节段的骶副交感核。周围部包括副交感神经节和节前纤维、节后纤维。副交感神经节多位于器官附近或器官壁内，称为器官旁节或器官内节。

1. 颅部的副交感神经

（1）由中脑的动眼神经副核发出的节前纤维，随动眼神经入眶后，进入睫状神经节内交换神经元，节后纤维支配瞳孔括约肌和睫状肌。

（2）由脑桥的上泌涎核发出的节前纤维加入面神经。一部分至翼腭神经节交换神经元，节后纤维分布于泪腺、鼻腔黏膜的腺体；另一部分经鼓索加入舌神经，至下颌下神经节交换神经元，节后纤维分布于下颌下腺、舌下腺及口腔黏膜的腺体。

（3）由延髓的下泌涎核发出的节前纤维加入舌咽神经，其分支进入耳神经节交换神经元，节后纤维分布于腮腺。

（4）由延髓的迷走神经背核发出的节前纤维加入迷走神经，分支到达心、肺、肝、脾、胰、肾及结肠左曲以上消化管的器官旁节或器官内节交换神经元，节后纤维分布于上述器官的平滑肌、心肌和腺体中。

2. 盆部副交感神经 由 $S_2 \sim S_4$ 节段的骶副交感核发出节前纤维，加入骶神经前支，出骶前孔，离开骶神经，构成盆内脏神经加入盆丛，随盆丛分支到所支配脏器的器官旁节或器官内节交换神经元，节后纤维支配结肠左曲以下的消化管、盆腔内脏的平滑肌和腺体。

（三）交感神经与副交感神经的作用

交感神经与副交感神经对绝大多数内脏器官都是共同支配，但两者对同一器官的作用既互相拮抗又互相统一，详见表16-8。

表16-8　交感神经和副交感神经对各器官的作用

	交感神经	副交感神经
心	心率加快，收缩力增强，冠状动脉舒张	心率减慢，收缩力减弱，冠状动脉收缩
支气管	支气管平滑肌舒张	支气管平滑肌收缩
胃肠道	胃肠平滑肌蠕动减弱，分泌减少	胃肠平滑肌蠕动增强，分泌增加
膀胱	膀胱壁的平滑肌舒张、括约肌收缩（储尿）	膀胱壁平滑肌收缩、括约肌舒张（排尿）
瞳孔	瞳孔散大	瞳孔缩小

三、内脏感觉神经

内脏感觉神经接受内脏的各种刺激，并传入中枢。如同躯体感觉神经一样，内脏感觉神经元的胞体亦位于脊神经节和脑神经节内，且也是假单极神经元。其周围突随交感神经和副交感神经分布，中枢突进入脊髓和脑干，分别止于脊髓后角和脑干内的孤束核。其传入通路较为复杂。

（一）内脏感觉的特点

1. 内脏感觉纤维数目较少，细纤维占多数，痛阈较高，对于正常的内脏活动一般不引起主观感觉。内脏对切割等刺激不敏感，但对牵拉、膨胀、冷热、缺血等刺激十分敏感。

2. 内脏感觉的传入途径比较分散，即一个脏器的感觉纤维可经几个脊神经传入中枢，而一条脊神经又包含几个脏器的感觉纤维。因此内脏痛往往是弥散的，而且定位亦不准确。

（二）牵涉性痛

当某些内脏器官发生病变时，常在体表一定的区域产生感觉过敏或疼痛，这种现象称为牵涉性痛（图16-13）。牵涉性痛的机制被认为与同一节段脊髓支配有关，即内脏病变器官与相关体表部位感觉神经元在脊髓同一节段，内脏病变的神经冲动可扩散或影响到邻近的感觉神经元，感觉中枢定位不准而产生牵涉性痛。如心绞痛时可放射到胸前区及左臂部内侧皮肤，使该区感到疼痛。肝、胆病变时，常在右肩部皮肤感到酸痛等。

第十六章 周围神经系统

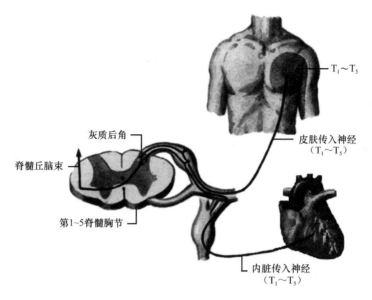

图 16-13　心传入神经与皮肤传入神经中枢投射联系

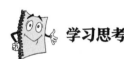 **学习思考**

1. 试比较内脏运动神经与躯体运动神经的区别。
2. 试比较交感神经与副交感神经的区别。

（米永杰）

第十七章 神经系统的传导通路

■ 目的要求

掌握：躯干、四肢的本体感觉和精细触觉的传导通路。头面部、躯干、四肢的痛、温觉及粗触觉的传导通路。视觉传导通路及瞳孔对光反射通路。锥体束的组成、行程、位置、交叉及对运动型核团的支配。

熟悉：上运动神经元、下运动神经元的概念。锥体外系的组成和功能。

了解：听觉、平衡觉的传导通路。锥体外系的传导通路。

■ 临床案例

案例 17-1

患者，男，59岁。有高血压史，2天前与人争吵时，突然昏倒不省人事，经医院抢救，逐渐苏醒。查体发现：①左侧上、下肢呈痉挛性瘫痪，肌张力增高、腱反射亢进并出现病理反射。②左侧眼裂以下面部表情肌瘫痪，左鼻唇沟消失，嘴歪向右侧，左侧舌肌瘫痪，伸舌时舌尖偏向左侧。③左半身（包括面部）浅、深感觉全部消失。④双眼视野出现左侧偏盲。

问题思考：
试用解剖学知识分析患者的症状。

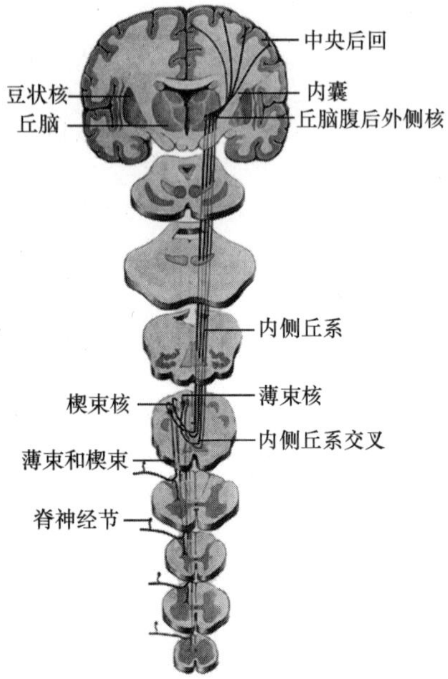

人体感受器接受内、外环境的各种刺激所产生的神经冲动，通过神经元自周围传至大脑皮质或其他高位中枢；而自脑的各级中枢发出的神经冲动，也通过神经元到达躯体和内脏的各效应器。这种由特定的神经元通过突触连成的神经元链，在脑和脊髓中传导不同感觉和运动的径路，称传导路。包括感觉传导通路和运动传导通路两类。

一、感觉传导通路

（一）本体感觉传导通路

本体感觉又称深感觉（图17-1），传导来自肌、腱、关节的位置觉、运动觉、振动觉和皮肤的精细触觉（辨别两点间距离和物体的纹理粗细）。

图 17-1 躯干和四肢意识性本体感觉和精细触觉传导通路

第十七章　神经系统的传导通路

| 肌肉肌腱 关节 皮肤 | →周围突 随脊神经 | 脊神经节（第一级神经元） | →中枢突 经脊髓后根入脊髓后索形成薄束、楔束 | 薄束核、楔束核（第二级神经元） |

| →交叉（丘系交叉）至对侧 形成内侧丘系 位于延髓中线两侧 锥体束的后面 | 丘脑腹后外侧核（第三级神经元） | →丘脑中央辐射 经内囊后肢 | 大脑皮质中央后回中、上部及旁中央小叶后部，部分纤维至中央前回 |

（二）痛、温觉和粗触觉传导通路

痛、温觉和粗触觉，又称浅感觉（图17-2），由三级神经元组成。

| 躯干四肢皮肤 | →周围突 随脊神经 | 脊神经节（第一级神经元） | →中枢突随脊神经后根 入脊髓上升1～2节 | 脊髓后角（第二级神经元） |

| →交叉到对侧 形成脊髓丘系侧束 前束交叉部位于 前连合→侧索前索上行 | 丘脑腹后外侧核（第三级神经元） | →丘脑中央辐射 经内囊后肢 | 大脑皮质中央后回中上部及旁中央小叶 |

1. 躯干、四肢的痛、温觉和粗触觉传导通路　第一级神经元为脊神经节内假单极神经元，胞体为中、小型，突起较细，为薄髓或无髓纤维，其周围突分布于躯干和四肢皮肤内的感受器，中枢突经后根进入脊髓。其中，传导痛温觉的纤维（细纤维）在后根的外侧部入脊髓经背外侧束再终止于第二级神经元；传导粗略触觉和压觉的纤维（粗纤维）经后根内侧部进入脊髓后索，再终止于第二级神经元。第二级神经元胞体主要位于脊髓第Ⅰ、Ⅳ到Ⅶ层，它们发出纤维上升1～2个节段经白质前连合到对侧的外侧索和前索内上行，组成脊髓丘脑侧束和脊髓丘脑前束（侧束传导痛温觉，前束传导粗略触觉和压觉）。脊髓丘脑束上行，经延髓下橄榄核的背外侧，脑桥和中脑内侧丘系的外侧，终止于背侧丘脑的腹后外侧核。第三级神经元的胞体在背侧丘脑的腹后外侧核，它们发出纤维参与丘脑中央辐射的组成，经内囊后肢投射到中央回中、上部和中央旁小叶后部。

2. 头面部的痛、温觉和触觉传导通路　第一级神经元胞体位于三叉神经节内。其周围突经三叉神经分布于头面部的痛、温觉和触觉感受器；中枢突经三叉神经根入脑，终于同侧三叉神经感觉核群内。第二级神经元胞体位于三叉神经感觉核群内，由该核群发出纤维，在脑干内左、右相互交叉至对侧，伴内侧丘系上升，终于背侧丘脑腹后内侧核。第三级神经元胞体位于丘脑腹后内侧核，由该核发出的第三级纤维，经内囊后肢投射到中央后回的下1/3部（图17-3）。

3. 浅、深感觉传导通路的对比分析

（1）浅、深感觉传导通路的共同点：①交叉传导，即左侧半身的感觉，传导到右侧中央后回；右侧半身的感觉，传至左侧中央后回。②经过内囊，全身感觉都集中地通过内囊后肢，如一侧内囊损伤，可出现对侧偏身感觉障碍。③由三级神经元构成。

（2）浅、深感觉传导通路的主要区别在于各传导束具有不同的交叉部位：①躯干、四肢浅感觉，传入脊髓，经后角换神经元后立即交叉到对侧上升；②深感觉传入脊髓后，在同侧后索上升到延髓，经薄束核、楔束核换神经元后再交叉到对侧上升；③头面部浅感觉在脑干内交叉到对侧上升；④触、压觉传入脊髓后，一部分在脊髓内交叉，一部分上升到延髓才交叉。

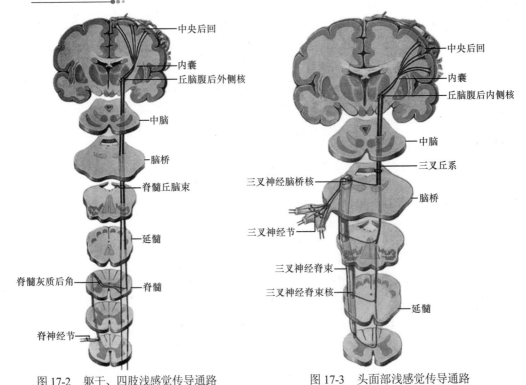

图 17-2 躯干、四肢浅感觉传导通路　　　　图 17-3 头面部浅感觉传导通路

（三）视觉传导通路和瞳孔对光反射通路

1. 视觉传导通路　由三级神经元组成。双极细胞为视觉传导通路的第一级神经元。节细胞为第二级神经元，其轴突在视神经盘处集合成视神经。视神经形成交叉后，延为视束。在视交叉中，来自两眼视网膜鼻侧的纤维交叉，交叉后加入对侧视束。因此，左侧视束含有来自两眼视网膜左侧半的纤维，右侧视束含有来自两眼视网膜右侧半的纤维。视束绕大脑脚向后，主要终止于外侧膝状体。第三级神经元胞体在外侧膝状体内，由外侧膝状体发出纤维组成视辐射 optic radiation，经内囊后肢投射到端脑距状沟上下的视区，产生视觉（图 17-4）。

2. 瞳孔对光反射通路　光照一侧瞳孔，引起两眼瞳孔缩小的反应称为瞳孔对光反射。光照侧的反应称为直接对光反射，未照射侧的反应称间接对光反射。瞳孔对光反射的通路如下：视觉传导通路中部分纤维离开视束到达中脑顶盖前区，由此发出纤维联系双侧动眼神经副核，该核的传出纤维随动眼神经出脑。在睫状神经节换神经元后，节后纤维支配瞳孔括约肌和睫状肌。借此完成瞳孔对光反射和晶状体的调节。

二、运动传导通路

运动传导通路是从大脑皮质到骨骼肌之间的神经联系，主要管理骨骼肌的运动，包括锥体系 pyramidal system 和锥体外系 extrapyramidal system 两部分。

（一）锥体系

锥体系是最重要的下行传导通路，主要管理骨骼肌的随意运动。由上、下两级运动神经元组成。上运动神经元由位于中央前回和中央旁小叶前部的巨型锥体细胞组成。其轴突

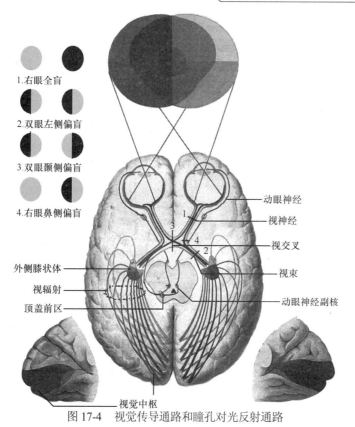

图 17-4 视觉传导通路和瞳孔对光反射通路

组成锥体束下行,其中终止于脑干躯体运动核的纤维称皮质核束;下行终止于脊髓前角细胞的纤维称皮质脊髓束。下运动神经元的胞体位于脑神经运动核和脊髓前角细胞,其轴突参与周围神经的组成。

1. 皮质脊髓束 corticospinal tract 为支配躯干和四肢随意运动的锥体系纤维(图 17-5)。由位于中央前回上 2/3 部和中央旁小叶前部神经元的轴突构成,下行经过内囊、大脑脚、脑桥腹侧部,至延髓聚集成锥体。在锥体下端,大部分纤维(75%~90%)交叉到对侧,形成锥体交叉。交叉后的纤维在对侧脊髓外侧索内下行,称皮质脊髓侧束。此束纤维在下行的过程中逐节止于同侧脊髓前角运动神经元(下运动神经元),主要支配四肢肌。小部分未交叉的纤维在同侧脊髓前索内下行,称为皮质脊髓前束。此束只达上胸节段,经过白质前连合逐节交叉至对侧,终止于前角运动神经元,支配躯干和四肢肌的运动。皮质脊髓前束尚有少量始终不交叉的纤维而终止于同侧前角运动神经元,支配

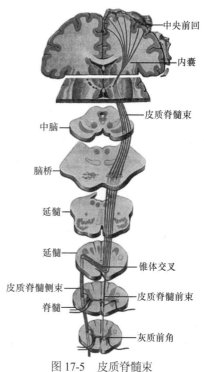

图 17-5 皮质脊髓束

同侧躯干肌。因而躯干肌受双侧皮质脊髓束支配。

一侧皮质脊髓束的上运动神经元损伤时，可引起对侧上、下肢肌瘫痪，躯干肌瘫痪不明显；下运动神经元损伤时，瘫痪出现于同侧它所支配的骨骼肌。下运动神经元接受上运动神经元的控制和调节，两级神经受损后，表现不同（表17-1）。

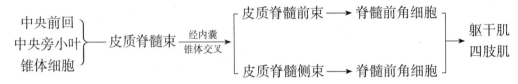

表17-1　上、下运动神经元损伤的区别

项目	上运动神经元	下运动神经元
瘫痪特点	痉挛性（硬瘫）	弛缓性（软瘫）
肌张力	增高	降低
深反射	亢进	消失或减弱
病理反射	出现（阳性）	不出现（阴性）
早期肌萎缩	不明显	明显

2. 皮质核束 corticonuclear tract 又称皮质脑干束，是支配头面部随意运动的锥体系纤维（图17-6）。主要由中央前回下部的锥体细胞的轴突组成，其纤维经内囊降至脑干，在脑干内，大部分纤维陆续止于双侧脑神经运动核，并随脑神经运动核发出的纤维支配眼外肌、咀嚼肌、面上部表情肌、咽喉肌等。小部分纤维完全交叉到对侧，终止于面神经核的下部和舌下神经核，支配对侧面下部表情肌和舌肌。因此，除支配面下部肌的面神经核和舌下神经核为单侧（对侧）支配外，其他脑神经运动核均接收双侧皮质核束的纤维。

由于大部分脑神经运动核接受两侧皮质核束的控制，一侧皮质核束损伤，不致引起下运动神经元所支配的骨骼肌瘫痪。面神经核下部和舌下神经核只接受对侧皮质核束控制，故一侧皮质核束损伤，可引起下运动神经元支配的骨骼肌瘫痪，即对侧睑裂以下的面肌瘫痪和对侧舌肌瘫痪。这种瘫痪，由于损伤发生在脑神经运动核以上的神经元，临床称核上瘫；而脑神经运动核或其神经元轴突组成的脑神经损伤，则导致所支配的同侧骨骼肌瘫痪，称核下瘫（图17-7）。

（二）锥体外系

锥体外系是锥体系以外的影响和控制躯体运动的下行传导通路，其结构复杂，包括大脑皮质、纹状体、背侧丘脑、丘脑底、红核、黑质、脑桥核、前庭核、小脑和脑干网状结构等以及它们联系的纤维。锥体外系的主要功能是调节肌张力，协调肌群运动，维持、调整体态姿势和习惯性、节律性动作等。锥体外系不是一个简单独立的系统，而是与锥体系在运动功能上互不分割的统一整体。只有在锥体外系使肌张力保持稳定协调的前提下，锥体系才能完成精确的随意动作。

第十七章 神经系统的传导通路

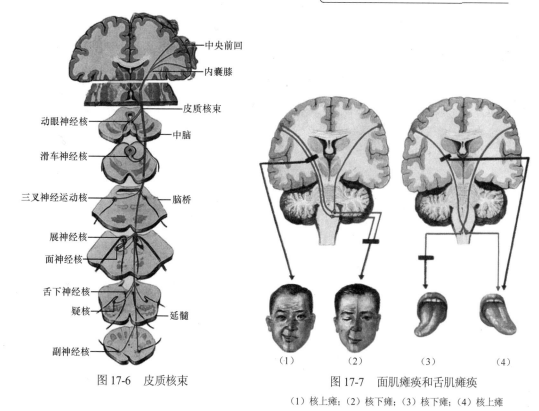

图 17-6 皮质核束

图 17-7 面肌瘫痪和舌肌瘫痪
(1) 核上瘫；(2) 核下瘫；(3) 核下瘫；(4) 核上瘫

 学习思考

1. 试比较浅、深感觉传导通路的不同。
2. 上、下运动神经元损伤后临床表现有何不同？

（米永杰）

171

第十八章

脑和脊髓的被膜、血管和脑脊液循环

■ 目的要求

掌握：脑和脊髓的被膜及其间的腔隙。硬脑膜形成的特殊结构及主要的硬脑膜窦。脑的动脉。脑脊液的产生与循环的途径。

熟悉：颈内动脉、椎动脉的行程及其主要分支。

了解：脑的静脉及脊髓的血管。

■ 临床案例

案例 18-1

患者，男，25 岁。因骑车途中被汽车撞倒，右颞部着地到医院就诊。患者摔倒后曾有约 5 分钟的昏迷，清醒后，自觉头痛、恶心。查体：BP 139/80mmHg，P 80 次/分，一般情况可，神经系统检查未见阳性体征。头颅 X 线片提示：右额颞部线形骨折，遂将患者急诊留观。在随后 2 小时中，患者头疼逐渐加重，伴呕吐，烦躁不安，进而出现意识障碍。查体：T 38℃，BP 160/100mmHg，P 60 次/分，R 18 次/分，浅昏迷，左侧瞳孔 3mm，对光反射存在，右侧瞳孔 4mm，对光反应迟钝，左鼻唇沟浅，左侧巴宾斯基征阳性。

问题思考：

该病例诊断考虑什么？试用所学的解剖学知识分析。

一、脑和脊髓的被膜

脑和脊髓的外面都包有三层被膜，由外向内依次为硬膜、蛛网膜和软膜，具有保护、支持脑和脊髓的作用。

（一）硬膜

1. 硬脊膜 spinal dura mater（图 18-1）

呈管状包裹着脊髓，上端紧附于枕骨大孔边缘，与硬脑膜相续；下端在第 2 骶椎以下包裹终丝，末端附于尾骨。硬脊膜与椎管内面骨膜之间有一腔隙，称硬膜外隙 epidural space。

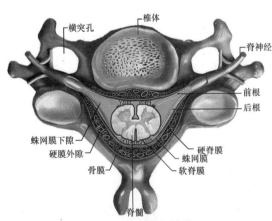

图 18-1 脊髓的被膜

2. 硬脑膜 cerebral dura mater 包在脑外面，坚厚而光泽，在枕骨大孔处与硬脊膜相连。硬脑膜与硬脊膜相比，有以下特点：

（1）硬脑膜由两层构成，两层之间布有硬脑膜神经和血管。

（2）硬脑膜与颅顶骨连结较疏松，与颅底的连结紧密。

（3）硬脑膜在某些部位，内层折叠形成不同形态的板状结构伸入脑间，对脑有承托和固定作用。主要有：①大脑镰 cerebral falx，呈镰刀状伸入大脑纵裂内；②小脑幕 tentorium of cerebellum，呈半月形伸入大脑半球和小脑之间。

（4）硬脑膜在某些部位两层分开，内面衬有内皮细胞，构成特殊的颅内静脉管道，称硬脑膜窦（图 18-2）。脑的

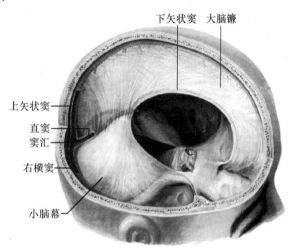

图 18-2　硬脑膜及硬脑膜窦

静脉直接注入窦内。硬脑膜窦无静脉瓣，窦壁不含平滑肌，无收缩性，故硬脑膜窦损伤时出血较多，易形成颅内血肿。主要的硬脑膜窦有：①上矢状窦 superior sagittal sinus，位于大脑镰上缘，自前向后汇入窦汇。②直窦 straight sinus，位于大脑镰和小脑幕结合处，向后注入窦汇。上矢状窦和直窦在枕内隆凸处汇合扩大，称窦汇。③横窦和乙状窦，横窦 transverse sinus 成对，位于小脑幕后缘（横窦沟内），其外侧端向前续乙状窦。乙状窦 sigmoid sinus 成对，位于乙状窦沟内，是横窦的延续，在颈静脉孔处移行为颈内静脉。④海绵窦 cavernous sinus，位于蝶骨体两侧，内有许多海绵状的结缔组织，故称海绵窦。在硬脑膜中，海绵窦与周围结构的联系和交通最为广泛。海绵窦向前经眼静脉与面静脉相通，向后借岩上、下窦通入横窦、乙状窦或颈内静脉。两侧的海绵窦借小支相通。海绵窦的外侧壁内面有动眼神经、滑车神经、三叉神经的眼神经通过。窦腔内有颈内动脉和展神经穿行。

硬脑膜窦血液流向归纳如下：

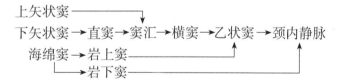

（二）蛛网膜

蛛网膜 arachnoid mater 位于硬膜和软膜之间，为被覆脑和脊髓的半透明薄膜，缺乏神经和血管。蛛网膜与软膜间的间隙，称蛛网膜下隙 subarachnoid space，隙内充满脑脊液。蛛网膜下隙在某些部位扩大，称蛛网膜下池。蛛网膜在上矢状窦两侧形成许多细小突起，突入上矢状窦内，称蛛网膜粒 arachnoid granulations。脑脊液通过蛛网膜粒渗入上矢状窦内（图 18-3）。

（三）软膜

软膜薄而透明，富含血管，紧贴脊髓和脑表面，并深入其沟、裂。按位置分别称为软

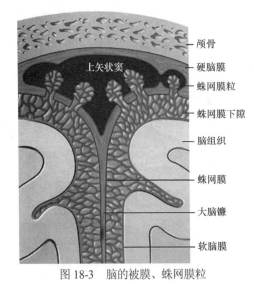

图18-3 脑的被膜、蛛网膜粒

脊膜和软脑膜。软脊膜自脊髓圆锥以下形成终丝。软脑膜血管在脑室某些部位形成毛细血管丛。毛细血管丛与覆盖在其表面的软脑膜和室管膜上皮共同突入脑室，形成脉络丛，是产生脑脊液的主要结构。

二、脑和脊髓的血管

（一）脑的血管

1. 脑的动脉 主要来自颈内动脉和椎动脉。颈内动脉供应大脑半球前2/3和部分间脑。椎动脉供应大脑半球后1/3、部分间脑及脑干和小脑（图18-4）。两者分支可分为皮质动脉和中央动脉两类：皮质动脉较短，营养大脑皮质和大脑髓质浅部；中央支细长，供应髓质深部、基底核、内囊和间脑等深部结构。

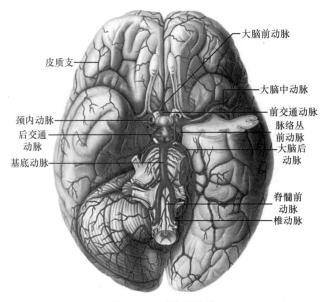

图18-4 脑底的动脉

（1）颈内动脉 internal carotid artery：起自颈总动脉，向上经颈动脉管入颅腔，前行穿过海绵窦至视交叉外侧，陆续发出分支。其主要分支有眼动脉、大脑前动脉和大脑中动脉等。大脑前动脉 anterior cerebral artery 位于大脑纵裂内，在胼胝体背侧向后走行，分支分布于大脑半球枕叶以前的内侧面及上外侧面上部（图18-5）。大脑中动脉 middle cerebral artery 可视为颈内动脉的直接延续，向外行进入外侧沟，分支分布于大脑半球上外侧面大部（图18-6）。大脑中动脉起始段发出一些细小的中央支，垂直向上进入脑实质，营养尾状核、豆状核、内囊膝和后肢的前部（图18-7）。因血流动力学关系，在动脉硬化和高血压时容易破裂而导致脑出血，因此有"出血动脉"之称。

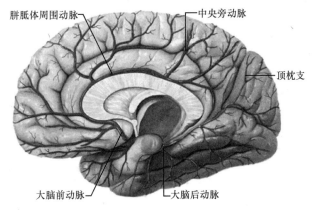

图 18-5　大脑半球内侧面的动脉

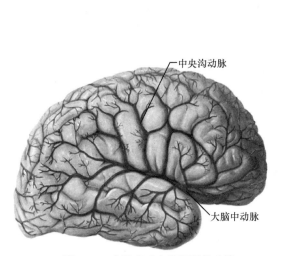

图 18-6　大脑半球上外侧面的动脉

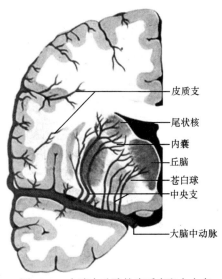

图 18-7　大脑中动脉的皮质支和中央支

（2）椎动脉 vertebral artery：经枕骨大孔入颅，在脑桥基底部左、右椎动脉合成一条基底动脉。基底动脉沿脑桥腹侧正中行走，至脑桥上缘分为左、右大脑后动脉。大脑后动脉 posterior cerebral artery 是基底动脉的终末支，皮质支分布于颞叶的内侧面和底面及枕叶，中央支供应背侧丘脑、内外侧膝状体、下丘脑等。椎动脉和基底动脉沿途发出分支，供应脊髓、小脑和脑干。

（3）大脑动脉环：又称 Willis 环，由大脑后动脉、后交通动脉、颈内动脉、大脑前动脉和前交通动脉在脑底吻合而成。该环将颈内动脉系和椎-基底动脉系连接起来，使左、右大脑半球的动脉相联合。大脑动脉环对脑血管供应起调节和代偿作用。

2．脑的静脉　大脑静脉不与动脉伴行，可分为深、浅两组（图 18-8）。浅静脉收集大脑皮质及大脑髓质浅部的静脉血，注入邻近硬脑膜窦。深静脉收集大脑髓质深部、基底核、内囊、间脑及脑室脉络丛的静脉血，最后汇成一条大脑大静脉，向后注入直窦。

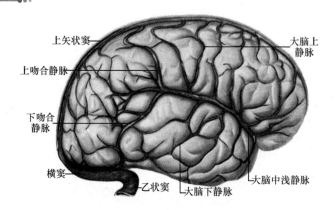

图 18-8 脑底的浅静脉

（二）脊髓的血管

1. 脊髓的动脉　有两个来源：①来自椎动脉发出的脊髓前动脉和脊髓后动脉。左右脊髓前动脉合成一条，沿前正中裂下行，左右脊髓后动脉分别沿后外侧沟下降。②来自一些节段性动脉，如肋间后动脉、腰动脉、骶外侧动脉等的脊髓支，伴脊神经入椎管吻合脊髓前后动脉，使细小的脊髓前后动脉在下行过程中，不断得到节段性动脉的增补，以营养脊髓（图 18-9）。

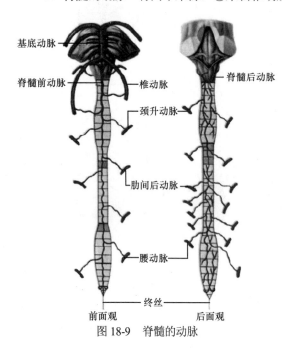

图 18-9　脊髓的动脉

2. 脊髓的静脉　分布情况大致和动脉相同。回收的静脉血注入硬膜外隙的椎内静脉丛，再转入椎管外的静脉，返回心。

三、脑脊液及其循环

脑脊液 cerebral spinal fluid（图18-10）是一种无色透明液体，充满于脑室和蛛网膜下隙内。成人总量约为 150ml。脑脊液主要由脑室脉络丛产生，最后进入血液。

正常脑脊液呈动态平衡，其循环途径：

左侧脑室
右侧脑室 →室间孔→ 第三脑室 →中脑水管→ 第四脑室 第四脑室正中孔／第四脑室外侧孔→ 蛛网膜下隙——

→ 蛛网膜粒 → 上矢状窦 → 颈内静脉

四、血-脑屏障

在中枢神经内，毛细血管内的血液与脑组织之间，具有一层选择性通透性作用的结构，这层结构称血-脑屏障 blood brain barrier。血-脑屏障的结构基础是：连续性毛细血管

第十八章 脑和脊髓的被膜、血管和脑脊液循环

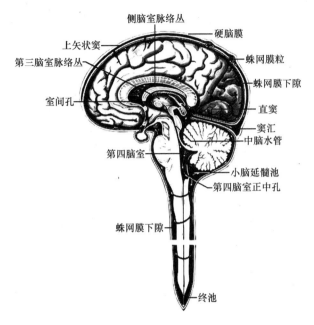

图18-10 脑脊液循环模式图

的内皮、内皮细胞间的紧密连接、内皮基膜和胶质细胞突起形成的胶质膜。血-脑屏障可阻止有害物质进入脑组织,维持脑组织内环境的相对稳定,以实现其生理功能。

学习思考

1. 简述脑和脊髓的三层被膜及所形成的重要结构。
2. 简述脑脊液的产生、循环途径及其功能。

(米永杰)

第十九章 内分泌系统

目的要求

掌握：甲状腺的形态、位置及功能。肾上腺的位置和形态结构及功能。垂体的形态、分部和功能。

熟悉：甲状旁腺的形态和位置。胸腺的位置和作用。

了解：内分泌系统的定义、分类、功能。

临床案例

案例 19-1

患者，女，30 岁。因诊断为甲状腺瘤并行甲状腺大部切除术，术后患者出现手足抽搐。

问题思考：

试用解剖学知识解释患者术后出现手足抽搐的原因。

内分泌系统 endocrine system 由全身各部的内分泌腺和内分泌组织组成，是神经系统以外的另一重要调节系统。内分泌系统与神经系统在结构和功能上有密切的联系，几乎所有的内分泌腺和内分泌组织，均直接或间接地接受神经系统的控制和调节；同时，内分泌系统也可影响神经系统的功能。其主要功能是对机体的新陈代谢、生长发育和生殖活动等进行体液调节。

内分泌腺 endocrine glands 与外分泌腺不同，在结构上具有以下特点：①没有排泄管，其分泌的物质称激素 hormone，直接进入血液或淋巴，随血液循环输送至全身，作用于特定的靶器官；②体积小，重量轻，但其分泌的激素对人体的新陈代谢、生长发育、生殖等的调节作用很大；③腺细胞通常排列呈索状、团状或围成滤泡状；④内分泌腺的血液供应非常丰富，与其旺盛的新陈代谢和激素的运输有关；⑤其结构和功能活动有明显的年龄变化。

内分泌组织为分散存在于机体其他器官或组织内的内分泌细胞团，如胰腺内的胰岛、睾丸内的间质细胞、卵巢内黄体以及神经、消化道管壁内的内分泌细胞。

人体主要的内分泌腺有：甲状腺、甲状旁腺、肾上腺、垂体、松果体、胰岛、胸腺和性腺等（图 19-1）。

一、甲状腺

（一）甲状腺的位置和形态

甲状腺 thyroid gland 位于颈前部，喉和气管的两侧，棕红色，呈 H 形，分左、右侧叶和峡部（图 19-2）。侧叶呈锥体形，贴附在喉下部和气管上部的侧面，上达甲状软骨中部，下至第 6

气管软骨环；峡部多位于第2~4气管软骨环的前方。甲状腺表面包有薄层致密结缔组织构成的纤维囊，称为甲状腺被囊。此囊伸入腺组织，将腺分为大小不等的小叶。甲状腺借结缔组织附着于环状软骨上，故吞咽时甲状腺可随喉上下移动。

（二）甲状腺的功能

甲状腺分泌的激素称甲状腺素，可调节机体的基础代谢并影响机体的生长发育。甲状腺分泌过剩时，成人可出现甲状腺功能亢进，病人常有心跳加速、神经过敏、体重减轻及眼球突出等症状。成人分泌不足时，可引起黏液性水肿；小儿则患呆小症，患者身体异常矮小，智力低下。碘对甲状腺的活动有调节作用。缺碘时可引起甲状腺组织增生而导致腺体增大。

二、甲状旁腺

（一）甲状旁腺的位置和形态

甲状旁腺 parathyroid gland 呈棕黄色、扁椭圆形，形状大小似黄豆（图19-2）。腺体大小存在个体和年龄的差异。在小儿时期体积较大。甲状旁腺通常有上、下两对，均贴附在甲状腺侧叶的后面。上一对多在甲状腺侧叶后面的上、中1/3交界处；下一对常位于甲状腺下动脉进入腺体的附近。

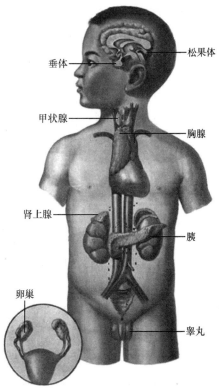

图 19-1　内分泌系统分布概况

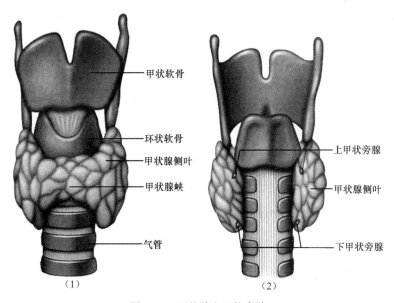

图 19-2　甲状腺和甲状旁腺
（1）前面观；（2）后面观

(二）甲状旁腺的功能

甲状旁腺分泌甲状旁腺素，能调节体内钙和磷的代谢，维持血钙平衡。甲状腺手术时，应注意保留甲状旁腺。甲状旁腺素分泌不足时，可引起手足抽搐，甚至窒息死亡。

三、肾上腺

（一）肾上腺的位置和形态

肾上腺 suprarenal gland 位于腹膜后，肾的内上方，与肾共同包在肾筋膜内。肾上腺左、右各一；左侧者近似半月形，右侧者呈三角形（图 19-3）。腺的前面有不明显的门，是血管、神经出入之处。

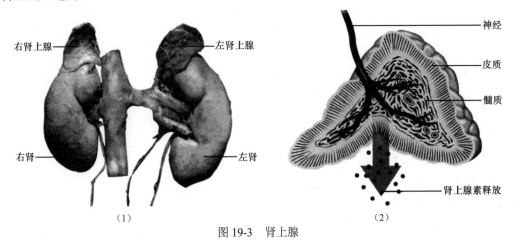

图 19-3　肾上腺
(1) 肾上腺的形态；(2) 肾上腺的构造

（二）肾上腺的功能

肾上腺外覆被膜，腺实质由表层的皮质和内部的髓质构成。肾上腺皮质可分泌多种激素，根据其作用归分为 3 类：①调节体内水盐代谢的盐皮质激素；②调节糖类代谢的糖皮质激素；③影响性行为和第二性征的性激素。肾上腺髓质可分泌肾上腺素和去甲肾上腺素，能使心跳加快，心收缩力加强，小动脉收缩，维持血压和调节内脏平滑肌活动。

四、垂体

（一）垂体的位置和形态

垂体 hypophysis 位于颅中窝、蝶骨体上面的垂体窝内，呈椭圆形，外包以坚韧的硬脑膜，借漏斗连于下丘脑。根据发生和结构特点，垂体可分为腺垂体和神经垂体两大部分（图 19-4）。

（二）垂体的功能

1. 腺垂体　包括远侧部、结节部和中间部；通常所称的垂体前叶，是以远侧部为主。腺垂体

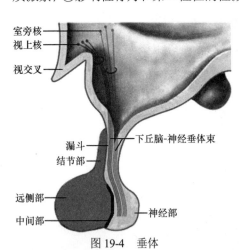

图 19-4　垂体

可分泌多种激素，能促进机体的生长发育，并影响其他内分泌腺的功能活动。分泌的激素可分为4类：①生长激素：可促进骨和软组织的生长。幼年时分泌不足则形成侏儒症。如果该激素分泌过剩，在骨骼发育成熟前可引起巨人症；在骨骼发育成熟以后则引起肢端肥大症。②催乳素：使已发育而具备泌乳条件的乳腺分泌乳汁。③黑色素细胞刺激素：使皮肤黑色素细胞合成黑色素。④促激素：即各种促进其他内分泌腺分泌活动的激素，包括促肾上腺皮质激素、促甲状腺激素和促性腺激素等。

2. 神经垂体 由神经部和漏斗组成。垂体后叶则以神经部为主，实际上并无分泌作用，其释放的抗利尿激素和催产素是分别由下丘脑的视上核和室旁核分泌，并储存于神经部，需要时再由后叶释放入血液。抗利尿激素可使血压上升、尿量减少；催产素能使子宫平滑肌收缩。

五、胸腺

（一）松果体的位置和形态

松果体 pineal body 为一椭圆形小体，形似松果，颜色灰红。位于丘脑后上方，附于第三脑室顶的后部。松果体在儿童时期比较发达，一般至7岁后开始退化。到成年后松果体部分钙化形成钙斑，在X线片上可见到。临床上将其位置的改变，作为诊断颅内病变的参考。

（二）松果体的功能

松果体分泌的激素，可影响机体的代谢活动、性腺的发育和月经周期等。松果体有病变时，可出现性早熟或生殖器官过度发育。若分泌功能过剩，则可导致青春期延迟。

六、胸腺

（一）胸腺的位置和形态

胸腺 thymus 位于纵隔的前上部，色灰红，质柔软，上窄下宽，分为不对称的左、右两叶，呈长扁条状，两叶借结缔组织相连，胸腺上端达胸腔上口，有时突入颈根部，下端至心包的上部。新生儿及幼儿时期胸腺相对较大，随着年龄的增大，胸腺继续发育，至青春期以后，则逐渐萎缩，腺组织多被脂肪组织代替。

（二）胸腺的功能

胸腺是淋巴器官，兼有内分泌功能，可分泌胸腺素，产生T淋巴细胞，参与机体的免疫反应。

 学习思考

1. 简述内分泌系统的组成和功能。
2. 简述甲状腺、甲状旁腺、肾上腺、垂体的位置。

（米永杰）

参 考 文 献

柏树令. 2008. 系统解剖学. 第7版. 北京：人民卫生出版社
柏树令，应大君. 2013. 系统解剖学. 第8版. 北京：人民卫生出版社
陈灏珠. 2005. 实用内科学. 第12版. 北京：人民卫生出版社
陈孝平. 2013. 外科学. 第8版. 北京：人民卫生出版社
钟世镇. 1998. 临床应用解剖学. 北京：人民军医出版社